Siegrid Hirsch

Heilwirkung der Wachteleier

Die Heilerfolge des Uzejir Imsirovic

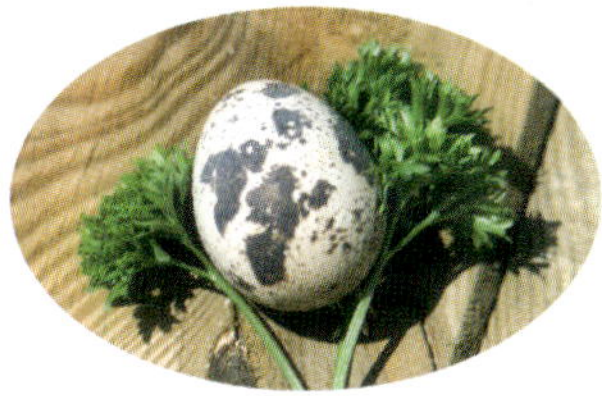

W0225197

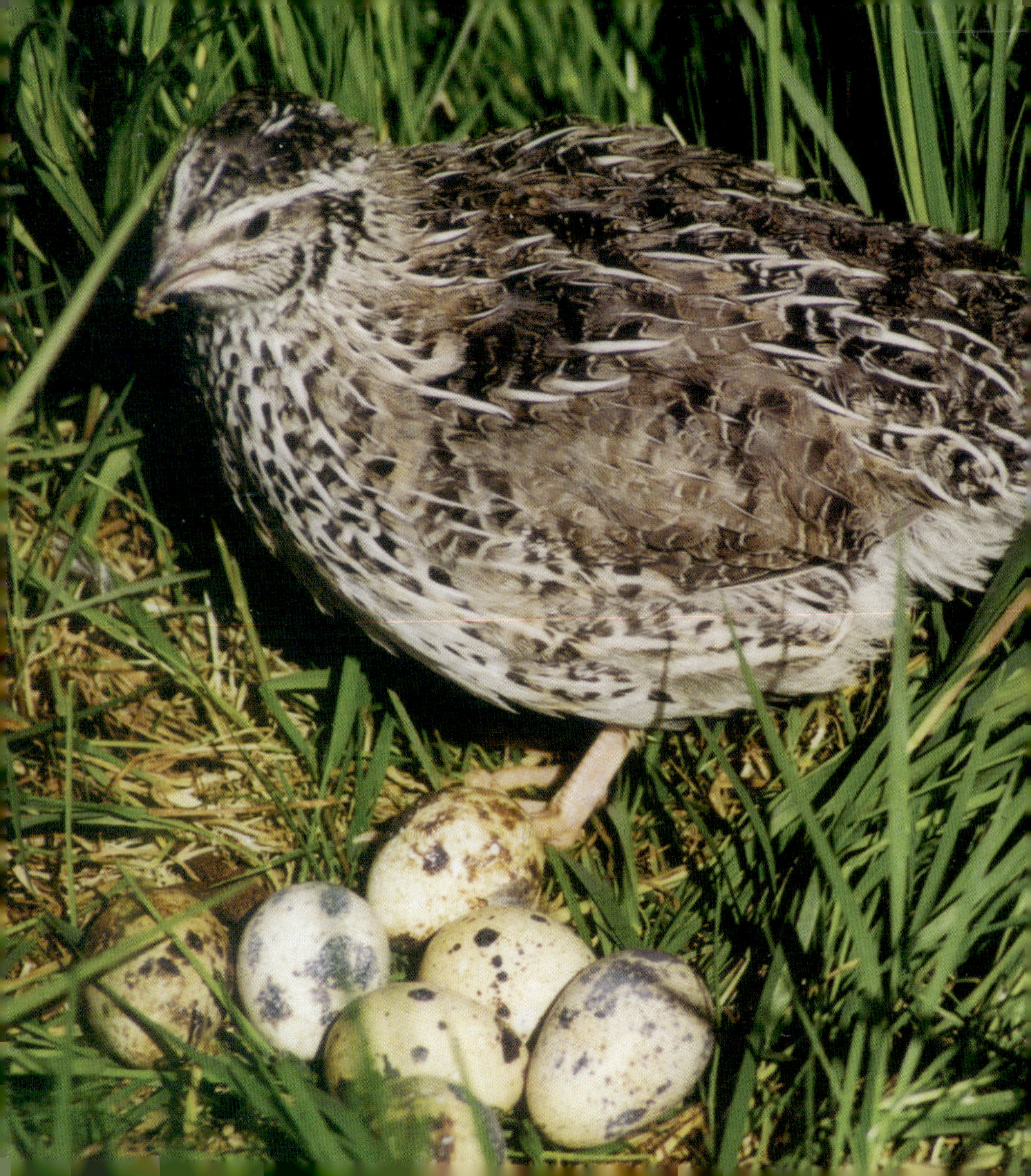

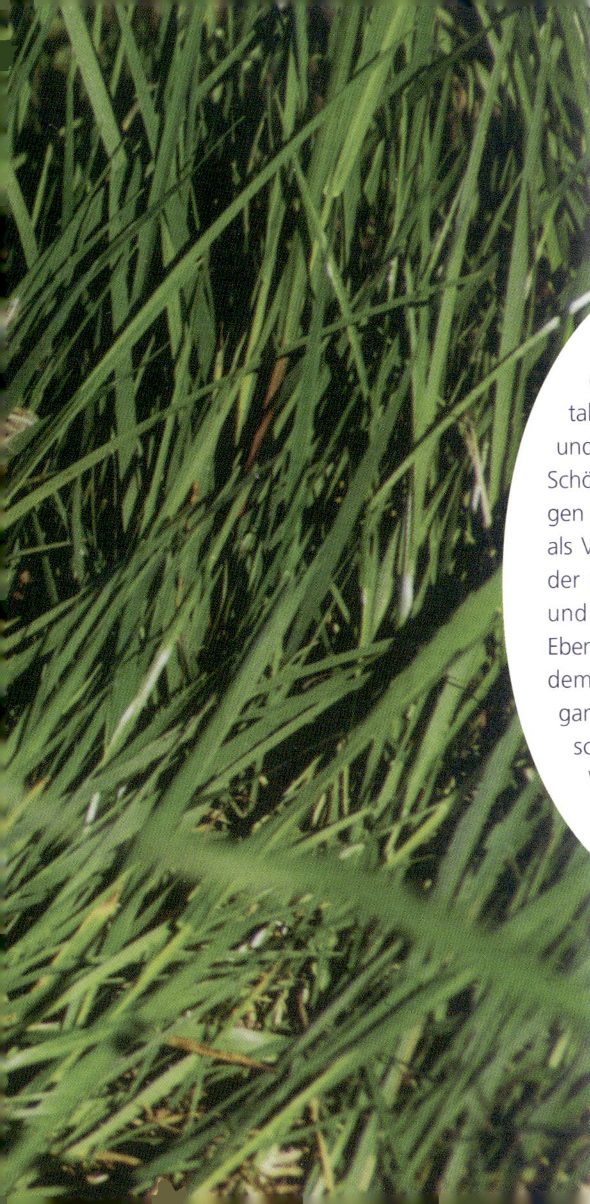

Die Eier der Wachtel machen gute Laune. Sie erhöhen die Vitalität, sorgen für Wohlbefinden und sind nebenbei auch noch ein Schönheitsmittel. Ganz zu schweigen von der geheimnisvollen Kraft als Verjüngungselixier, die Anwender entdeckt haben. Glatte Haut und Leistungsfähigkeit auf allen Ebenen, nicht nur geistig ... das wird dem versprochen, der sich einer ganz neuen Art von Genuss verschreibt: dem täglichen rohen Wachtelei, einem natürlichen Weg zu langem Leben.

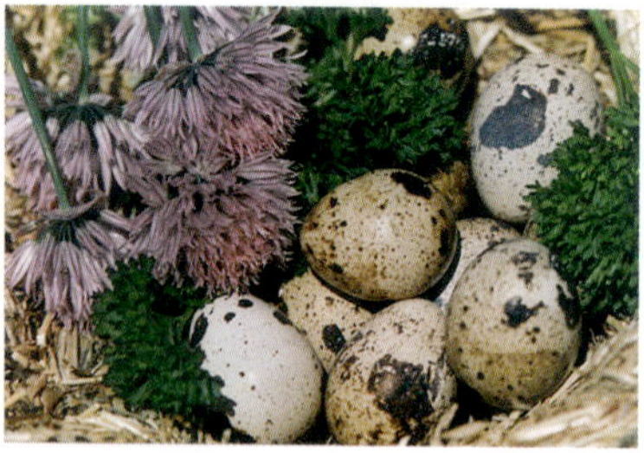

Inhalt

Heilwirkung der Wachteleier

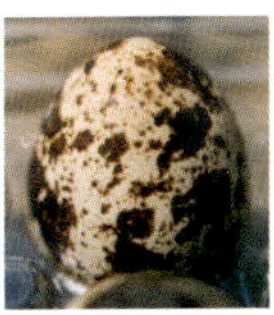
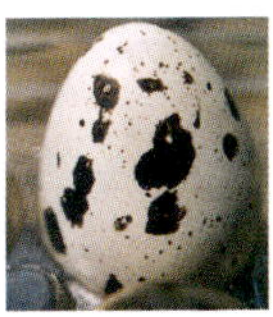
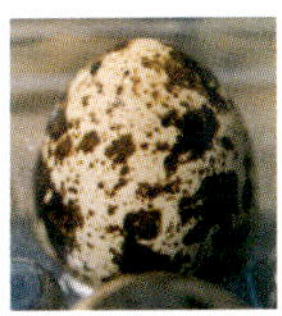

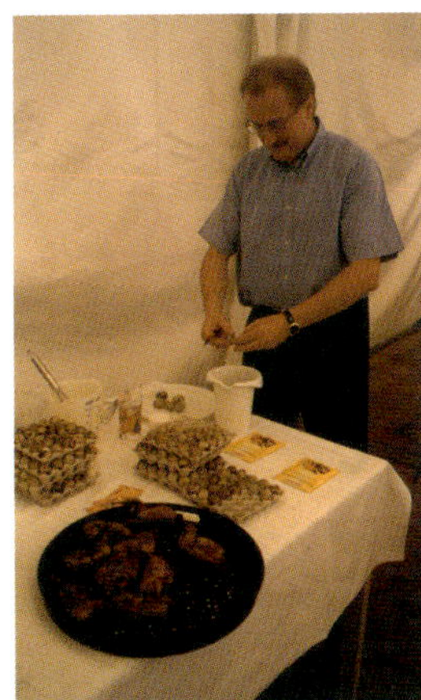

Unser Menschheitserbe

Rezepte für die Erfüllung des Menschheitswunsches nach ewiger Gesundheit und Schönheit gab es immer schon. Im vorigen Jahrhundert übernahm es die pharmazeutische Industrie, Wunderwaffen für unseren Kampf gegen Krankheit und Alter zu schmieden; sie war manchmal erfolgreich, manchmal aber auch nicht.

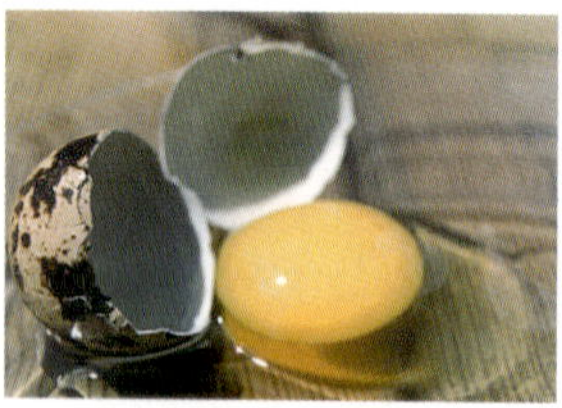

Die Vorstellung, dass Nahrungsmittel bestimmte Eigenschaften haben, die unser Wohlbefinden, unseren ganzen Körper unterstützen, hat sich zwar immer gehalten, wurde aber als Volksglaube belächelt. Erst in den letzten Jahren wurde die Trendwende augenscheinlich. Es hat sich nämlich herausgestellt, dass bei strenger wissenschaftlicher Überprüfung immer neue, ganz verblüffende pharmakologische Wirkstoffe in unserer Nahrung entdeckt werden, die als wahre Medizin ohne Nebenwirkungen für unsere Gesundheit eingesetzt werden können. So erobert der Mensch Schritt für Schritt sein uraltes Erbe wieder, das uns seit Jahrtausenden Nahrung als wirkungsvollste Arznei anbietet.

Wir haben alles

Noch nie wurde so viel über richtige Ernährung, Vitamine, Mineralstoffe, Enzyme und andere Botenstoffe geschrieben wie heute. Wer sich informieren will, kann auf umfangreiches Material zur Bestimmung seines Nährwertbedarfes zurückgreifen. Regale und Ab-Hof-Verkaufsläden sind voll mit Lebensmitteln. Wir leiden keinen Mangel und können auf ein reiches Angebot zurückgreifen. Erdbeeren zu Weihnachten, Spargel zu Ostern: wir sind gewöhnt, aus dem Vollen zu schöpfen, und leben wie im Schlaraffenland. Wer sich trotzdem mit Fastfood begnügt, ist also selber schuld.

Müde und schlapp?

Heute trifft man bereits häufig auf Menschen, die eigentlich alles richtig machen. Sie treiben Sport, sie essen wenig Fett, sie achten auf ballaststoffreiche Ernährung, auf ausreichend frisches Gemüse

und Obst, also auf energiereiche Nahrung, die den Körper mit allen wichtigen Stoffen versorgt. Trotzdem fühlen sie sich müde und schlapp, haben Heißhunger auf Süßes, schnappen jeden Virus auf und sind oft kränklich, erfreuen sich also insgesamt keiner sehr stabilen Gesundheit.

Jeder ist einzigartig

Der Stein der Weisen liegt im Detail. Was den einen putzmunter macht und die Kilos purzeln lässt, bewirkt beim anderen, dass er Gewicht zulegt und zahllose diffuse Symptome bei sich wahrnimmt. Alle guten Ratschläge der Ernährungsgurus haben ein gemeinsames Defizit: Sie sind zu ausschließlich. Denn: Niemals gelten alle Ernährungsregeln für alle Menschen gleichermaßen.

Heilmittel Wachtel

Jeder von uns ist anders, jeder von uns hat sein eigenes Gesicht, seinen eigenen Körperbau, seine eigene Psyche und seinen eigenen Ernährungsstil. Es gibt nicht eine allseligmachende Ernährungsform, die für alle gleichermaßen richtig ist; es gibt ebenso viele, wie es Menschen gibt. Wir unterscheiden uns in vielen Punkten voneinander, so auch in unserer »biochemischen« Individualität.
Wenn also jemand den Versuch einer auf die persönlichen Bedürfnisse abgestimmten Ernährungsweise startet, ist ihm dazu nur zu gratulieren.
Zu den vielen Nahrungsmitteln, die zur Auswahl für die optimale »Gesundheitsernährung« bereitstehen, gesellen sich seit kurzer Zeit auch die Wachtel und ihre Eier. Bislang nur den Liebhabern der französischen, japanischen und orientalischen Küche bekannt oder im Feinschmeckertempel angeboten, ist sie jetzt eine Alternative zu anderen »Lebens«mitteln oder die Unterstützung für eine proteinreiche Ernährung ohne gesundheitliche Risiken.

Die Wachtel – ihr Lebensraum

Keiner unserer Waidmänner würde auf die Idee kommen, auf Wachteljagd zu gehen oder ein Nest auszuräumen. Zwar gehören Wachteln zu den kleinsten Vertretern der Hühnervögel und waren lange Zeit als jagdbares Wild hoch begehrt, aber die Jagd auf europäische Wachteln lohnt heute nicht mehr; der Bestand ist gering, hin und wieder stößt

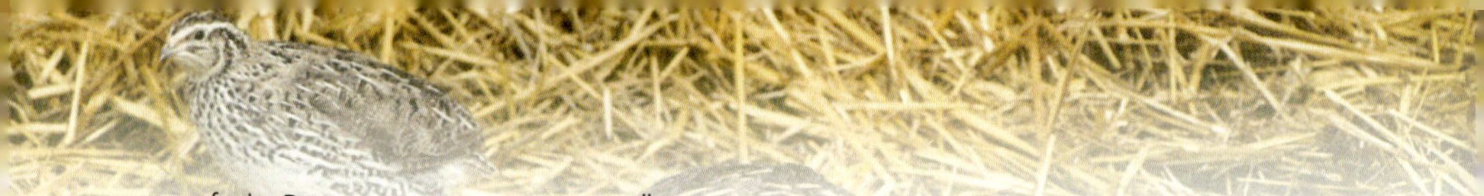

man auf ein Brutpaar. »In den letzten 40 Jahren«, so ein Jäger aus dem Mühlviertel (Oberösterreich), »hat bei uns niemand mehr eine Wachtel geschossen.«
Die Wachtel, so steht es im Jagdgesetz, unterliegt der Hegepflicht.

Wettervögel

Wachteln sind ausgesprochene Kulturfolger. Sie bewohnen die von Menschen geschaffenen Grasflächen und ziehen während der kalten Jahreszeit einfach in den Süden. Wie auch viele andere unserer gefiederten Mitbewohner sind sie Zugvögel. Sie treffen Anfang Mai in Mitteleuropa ein und ziehen etwa Mitte September wieder südwärts. Die Überwinterungsgebiete liegen in der Sahelzone, aber manche fliegen bis nach Äthiopien und Kenia. Sie sind auch »Wettervögel«, denn ihr Zugverhalten passt sich den jeweili-

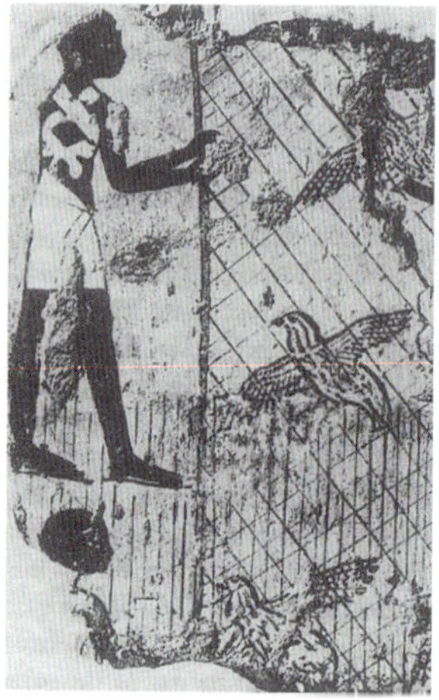

gen Klimaverhältnissen an. Auf dem Flug in die »Sommerfrische« werden sie an den Küsten der Mittelmeerländer bereits erwartet. Von alters her ist es hier Brauch, wandernde Wachteln einzufangen. Auf algerischen und ägyptischen Märkten werden sie als Bereicherung des Speisezettels, meist noch lebend, auch heutzutage angeboten.

Eine aussterbende Art

Die Wachteln werden in Netzen gefangen, das war bereits im Altertum üblich und offenbar ein so wichtiger Nahrungserwerb, dass die Wachtel als Vorbild für die ägyptische Hieroglyphe »W« diente.

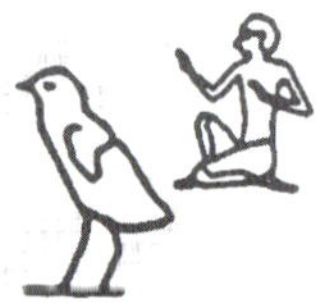

Vor etwa 120 Jahren, in der Zeit der englischen Präsenz auf dem afrikanischen Kontinent, wurden in Ägypten noch alljährlich bis zu 6 Millionen Wachteln gefangen und zum Teil – diesmal tot – wieder nach Europa transportiert, von wo

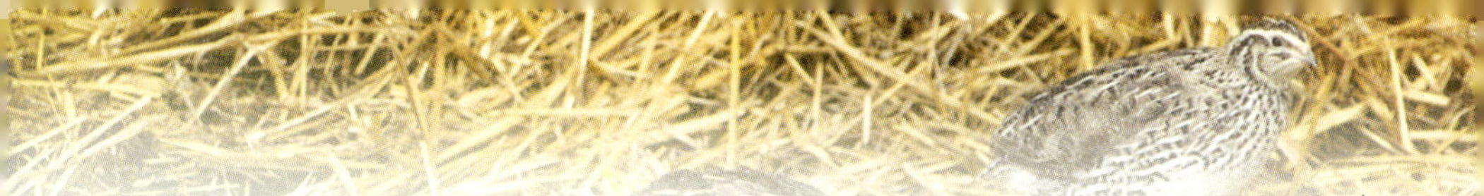

aus sie aufgebrochen waren, die Winterquartiere zu erreichen. Anfangs ein gutes Geschäft für die Betreiber, erwies es sich nach einigen Jahren als unrentabel, weil die Wachteln bei diesen Bestandsverlusten allmählich ausstarben.
So steht die europäische Wachtel auf der Liste der gefährdeten Arten und ist in Europa in freier Wildbahn nur mehr selten anzutreffen.

Japanwachtel

Was in den letzten Jahren in Feinkostläden angeboten wird, sind meistens Wachteln und Wachteleier aus Zuchtbetrieben, und dabei handelt es sich fast ausschließlich um die Japanwachtel, die der europäischen zum Verwechseln ähnlich sieht. In Nordchina, Korea und Japan wird die Wachtel seit dem 11. Jahrhundert als Haustier gehalten. Es gibt keine Zuchten mit Wildfängen, dementsprechend veränderte sich auch das Verhalten der Tiere. Japanwachteln haben ihre Zugfreudigkeit abge-

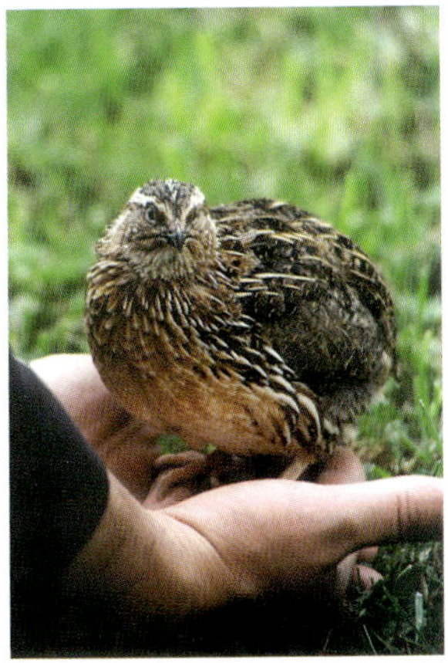

legt, nur bei sehr instinktstarken Tieren merkt man im Herbst eine bestimmte Unruhe.
Japaner und Chinesen, wegen ihrer leichten, aber geschmackvollen Küche bekannt, rühmen die Wachtel und vor allem das Wachtelei wegen des hohen Gesundheitswertes.
In Japan gibt es tausende »Wachtelrestaurants«, wo Eier und Fleisch in hunderten verschiedenen Zubereitungsarten angeboten werden.

Geliebtes Wesen

Wegen ihres fröhlich klingenden dreisilbigen Rufes »Pick-wer-wick« werden die Wachtelhähne bereits seit dem Mittelalter von Vogelliebhabern gehalten, das Domestizieren der Wachtel hat also auch in Mitteleuropa Tradition. Früher waren diese Wachteln oft Mitbewohner in den Stuben, aber auch in Gartenvolieren, in so genannten Wachtelhäuschen, die oft zu kleinen, entzückenden Wohnungen ausge-

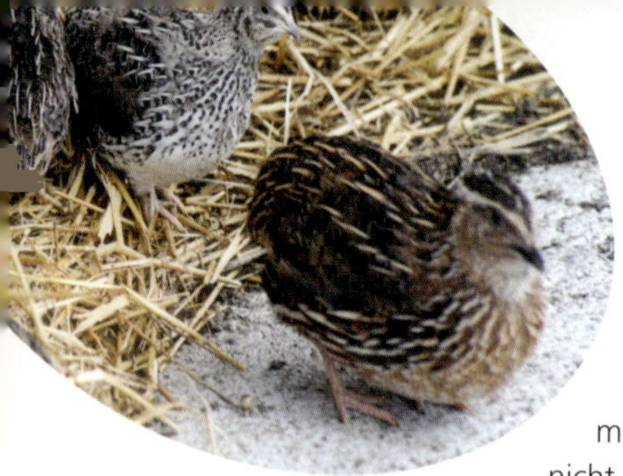

staltet wurden. Man kann Anleitungen zum Nachbau in den 150 Jahre alten Ausgaben der »Gartenlaube« finden. Die Wachteln wurden zu Spielgefährten der Kinder einer Bürgergeneration, und auf Osterausstellungen findet man herausgeputzte Minieier dieser Zeit, die besonders wertvoll gestaltet sind.

Der Wachtelschlag

Mit dem »Pick-wer-wick« verfolgen die Wachteln einen besonderen Zweck. Sie wollen einerseits männliche Artgenossen abschrecken und damit Revierverletzungen vermeiden, andererseits eine Henne anlocken. Der »Wachtelschlag« gab den Wachteln letztlich auch den Namen, denn er leitet sich nicht, was nahe liegen würde, von der »Wacht« ab, sondern ist schalldeutend und kommt von althochdeutsch »quah-de-la«. Der volkstümliche Name ist Wiesenschnarrer oder Wiesenknarrer.

Wenn Wachteln in großen Mengen über das Meer ziehen, lassen sie sich – zumindest war das früher so, als es sie wirklich noch in Mengen gab – auf beliebige Schiffe fallen, und zwar in so großer Zahl, dass sie kleine Schiffe sogar zum Kentern brachten. Da sie ständig von ihren Feinden, den Habichten, bedroht sind, warten Wachteln immer auf Zugbegleiter; das sind ihre Freunde, die Krähen, die sie vor den Raubvögeln schützen.

Heiliger Vogel

Als heiliges Opfertier begegnen wir der Wachtel im alten Ägypten, in Vorderasien, in Mexiko und in deutschen Landen. Verehrung und Schonung genießt die erste Wachtel des Jahres. Wo sie schlägt oder wo sie nistet, fällt kein Hagel(schlag). Deshalb gilt es als Sünde, diese Wachtel bei der Brut zu stören oder ihr Nest auszurauben. Sie steht auch in Beziehung zum Seelenglauben, denn nach deutscher Tradition werden die Seelen alter Jungfern zu Wachtelkönigen.

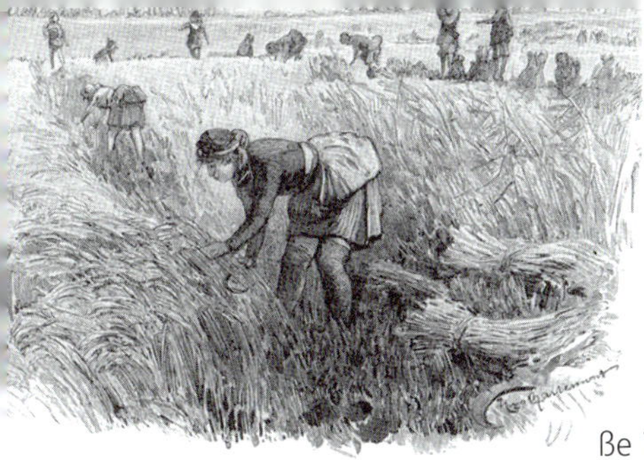

Wachtel-Orakel

Ihrem Ruf werden die verschiedensten Deutungen unterschoben. »Tritt-mich-nit«, sagt sie dem Bauern, »Ritt-vor-Ritt«, ruft sie dem Schnitter zu, »Bück-e-dich«, mahnt sie den Faulen, »Bist-ver-rückt«, erklärt sie dem Unverständigen. Ihre Rufe wurden in früherer Zeit als Aufforderung zur Gottesfurcht verstanden. Im Frühling hieß es »Fürchte Gott«, im Sommer »Lobe Gott« und im Herbst »Danke Gott«. Weit verbreitet war der Glaube, dass das Korn so viele Münzen kosten würde, wie man die Wachtel im Frühjahr hintereinander schlagen gehört hatte. Aus häufigem Wachtelruf schloss man vor der Ernte auf große Teuerungen. Auch das Gedeihen der Pferde orakelte man aus dem Ruf der Wachtel. Hörte der Bauer von allen Vögeln im Frühjahr zuerst die Wachtel, dann konnte er mit fetten, gesunden Pferden rechnen. Als Wettervogel verhießen viele Wachteln einen Sommer mit zahlreichen Gewittern.

Die Mädchen verwendeten die Wachtel als Heiratsorakel. So oft hintereinander sie im Frühjahr den Ruf der Wachtel hörten, so viele Jahre blieben sie noch unverheiratet. Auf die Ehe hatte die Wachtel offenbar keinen guten Einfluss, denn es war schon in der Antike für Brautleute kein gutes Zeichen, wenn an ihrem Hochzeitstag eine Wachtel schlug.

Zigeunerglaube

Die Zigeunertradition sieht in den Wachteln ein wegen Hartherzigkeit verwandeltes Liebespaar und setzt Wachtelblut bei Tierkrankheiten ein. Nach dem Zigeunerglauben können Hexen erst dann fliegen, wenn sie sich vorher mit Wachtelblut und Wachtelei eingerieben haben.

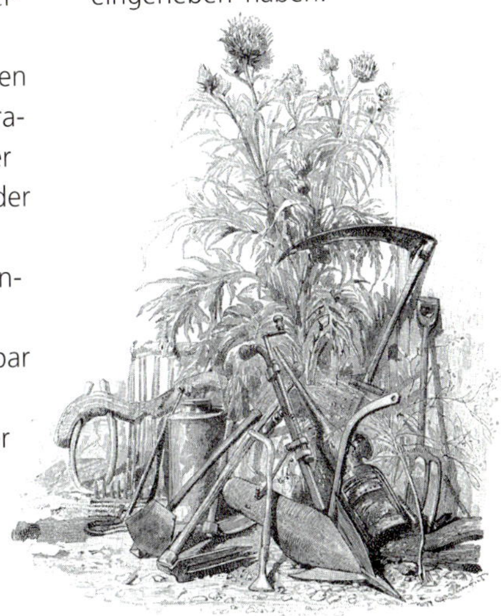

Ei-Symbolik

Nirgends wird die Rolle des Eis als mystischer Kraftüberträger klarer definiert als durch die vielen Bräuche, die sich um die Geburt und Aufzucht eines Kindes ranken. Mit dem Kraft spendenden Ei verbindet sich der Anfangszauber. Als Glauben aus dem »Land ob der Enns« (Oberösterreich) ist überliefert: Legt man ins erste Kindsbad ein Ei, so bekommt das Kind eine klare Stimme. Derselbe Brauch ist in der Schweiz belegt; in Bosnien gibt man ausschließlich den Dotter ins erste Bad, damit das Kind stark wird. Beim ersten Besuch der Paten bekommt das Kind ein Ei geschenkt, man stößt es dem Baby 3-mal an den Mund, damit es gut sprechen lernt. Dieses Ei soll auch das Zahnen fördern, aber ursprünglich soll durch das Berühren von Mund und Zahnfleisch die Kraft des Eis übertragen werden. Eine isländische Sage erzählt vom heiligen Columban, der das Lesen lernte, als er einen Eierkuchen aus Wachteleiern verschluckte – ein Hinweis auf die Erhöhung der Merkfähigkeit bzw. bessere Durchblutung des Gehirns, die man den Inhaltsstoffen des Wachteleis zuschreibt.

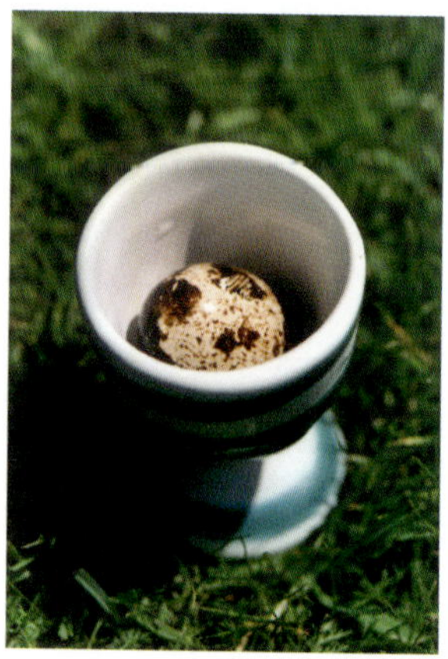

Volksmedizin

Unter allen Tieren auf der Erde können nur die Wachteln epileptisch werden, wie der Mensch. So verschrieb der berühmte griechische Philosoph und Arzt Plinius das Gehirn der Wachtel als Heilmittel gegen Epilepsie und Gelbsucht. Diese Anwendung hielt sich bis weit in die Neuzeit auch in unseren Breiten.

Hildegard von Bingen

Die heilige Hildegard (10. Jh.) hielt Wachtelfleisch und Wachteleier für eine günstige Nahrung, wenn man gesund war und die Gesundheit erhalten wollte; bei Kranken setzte sie zwar das Fleisch des Vogels nicht ein, dafür rühmte sie aber die stärkende Wirkung der Eier.

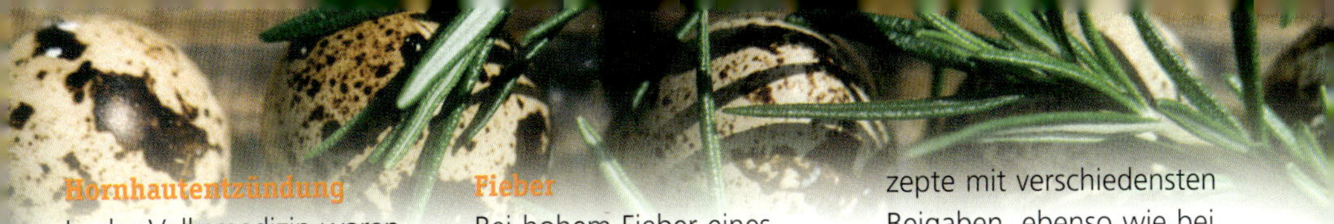

Hornhautentzündung
In der Volksmedizin waren Arzneien aus Wachteln weit verbreitet. Wachtelschmalz verwendete man, wenn eine Hornhautentzündung nicht besser werden wollte – es half. Man bereitete es zu, indem man die ganzen Wachteln, ohne Federn, aber mitsamt den Innereien, in Schmalz ausziehen ließ, wie man es heute bei der Ringelblumen- oder Beinwellsalbe macht.

Nierenschwäche
Wachtelsuppe brachte kranke Nieren zum Funktionieren und war eine günstige Arznei, denn Wachteln »wuchsen« ja fast vor der Haustüre und ließen sich leicht einfangen. Die Wachtelsuppe sollte auch bei Blähungen und einem verhärteten Bauch wirken.

Fieber
Bei hohem Fieber eines Kranken, besonders wenn es sich um Wundfieber handelte, gab es eine wenig appetitliche Anwendung: Man hängte ihm Wachtelaugen um den Hals.

Lasten tragen
Frisch gelegte Wachteleier – unter das Bett gelegt – verhindern das Wundliegen. Ein rohes Ei, am Weihnachtstag gegessen, verleiht die Kraft, schwere Lasten zu tragen, und zwar während des ganzen folgenden Jahres. An diese Anwendung glaubte man fest und versuchte sie durchzuführen.

Blasenleiden
Gegen Genital- und Blasenleiden findet man in der Volksmedizin viele Eierrezepte mit verschiedensten Beigaben, ebenso wie bei Rotlauf, Durchfällen, Magenerkrankungen und Wunden.

Aphrodisiakum
In allen Kulturen gleichermaßen hält sich hartnäckig die Vorstellung, Wachteleier würden die Potenz und Zeugungsfähigkeit des Mannes stärken und den Kinderreichtum der Frauen fördern. Als ein Aphrodisiakum gegen sexuelle Schwäche war es bei den alten Persern, den Türken, den Römern und auch im deutschen Kulturkreis bekannt. Eine Wachtelspeise fehlt heute bei kaum einem Buffet in den Ländern des muslimischen Kulturkreises. Im Iran und im Irak, im Jemen oder in den Zelten der Berber Tunesiens stehen sie hoch im Kurs.

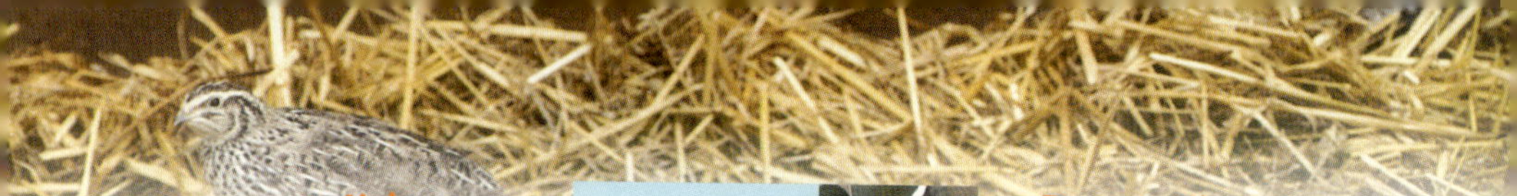

Natürliche Medizin, die vorsorgt

Ernährung soll vor allem einfach sein, denn trotz aller Beschäftigung damit soll sie Freude machen und nicht unsere ganze freie Zeit verbrauchen. Es gibt kein Patentrezept, denn wegen der Unterschiedlichkeit unserer Körper, unseres Gesundheitszustandes und unserer Lebensverhältnisse müssen wir vorerst natürlich einiges an Gehirnschmalz investieren. Auf der Suche nach Möglichkeiten einer natürlichen Heilung stieß der bosnische Chemiker Imzirovits auf ein erstaunliches, viel versprechendes Nahrungsmittel, die Wachtel und vor allem das Wachtelei, und sieht es als Anwort auf alle Fragen nach Gesundheit und Lebensfreude.

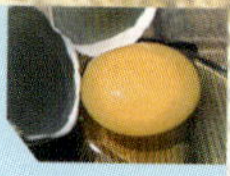

100 g Wachtelei enthalten:

13 g Eiweiß
11 g Fett
1,2 g Kohlenhydrate
150 Kalorien

Das gute Ei

Eier sind eine Alternative zu Wurst und Fleisch. Sie enthalten außer hochwertigem Eiweiß die Mineralstoffe Kalium und Kalzium, Phosphor und Eisen. Das Vitamin A, alle Vitamine der B-Gruppe, dazu Vitamin E, D und K haben

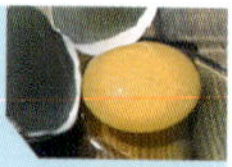

Zusammensetzung

- Die wertvollen Inhaltsstoffe sind in Dotter und Eiklar in ihrer Zusammensetzung verschieden.
- Der Eiweißgehalt ist im Dotter höher als im Eiklar, beim Fettgehalt ist es umgekehrt.
- Fett findet man im Eiklar kaum, im Dotter dagegen in Verbindung mit Cholesterin reichlich. Der Cholesteringehalt im Wachteldotter beträgt etwa 2,1 %, ist also etwas höher als der im Hühnerdotter (1,26 %). Je mehr Eier eine Henne legt, desto geringer wird der Cholesteringehalt des einzelnen Eis.
- Die Vitamine befinden sich überwiegend im Dotter, die Mineralstoffe Kalium, Phosphor und Eisen ebenfalls hauptsächlich im Eigelb.
- Natrium und Kalium sind im Eiweiß zu finden.

größte biologische Verfügbarkeit. Sie enthalten auch Cholesterin. Viele Publikationen haben in den letzten Jahren auf die Gefahr eines erhöhten Cholesterinspiegels hingewiesen und damit das Ei in Verruf gebracht. Neuere Untersuchungen beweisen aber, dass das schädliche Cholesterin wenig bis nichts mit dem Verzehr von Eiern zu tun hat; mehr davon später. Für die Entwicklung eines Kückens ist Cholesterin notwendig, die Natur lässt keine cholesterinfreien Eier zu.

Dass sich die Schönen und Reichen dieser Welt in ihren teuren Lokalen und feinen Gourmettempeln immer schon Wachteleier und Wachtelfleisch servieren und etwas kosten ließen, sei hier nur der Vollständigkeit halber vermerkt.

Während die Deutsche Gesellschaft für Ernährung einen Verbrauch von etwa 4 Hühnereiern pro Woche empfiehlt (das sind etwa 16 Wachteleier, wenn man das Gewicht umlegt), sind es bei der WHO (Weltgesundheitsorganisation) 10 Hühnereier pro Woche (das sind etwa 40 Wachteleier).

Hühnerei (mittlere Größe) und Wachteleier

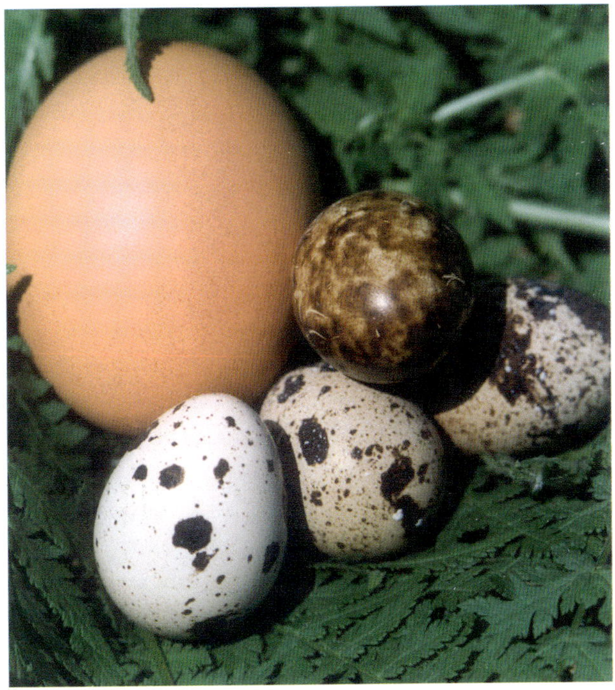

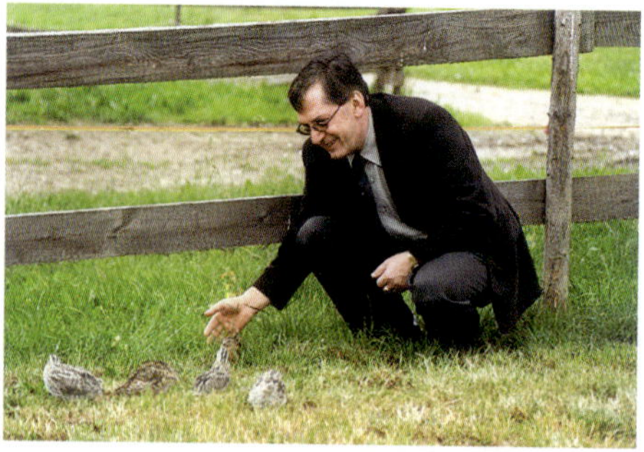

Der Vater der Wachteln

Uzejir Imsirovic hat Vögel immer schon geliebt. Daran änderte auch das Chemiestudium und die anschließende Arbeit in Laboratorien nichts. Kaum wieder in den eigenen vier Wänden, hatte er in Volieren zu tun, die immer den größeren Teil seiner Wohnungen in Anspruch nahmen.

Seit seinem 5. Lebensjahr hält er Vögel. Zuerst waren es Tauben, dann Kanarienvögel, und seit etwa 20 Jahren sind es Wachteln. Am Anfang, noch wenig bewandert in der Tierpflege, schaute er sich die Fütterungsregeln bei seiner Großmutter ab, die immer die schönsten und legefreudigsten Hühner der Gegend besaß. Warum legten Omas Hühner bereits mit 3 Monaten Eier, die der anderen aber erst mit 6 Monaten?

Vielleicht wurde damals der Grundstein zum künftigen Chemiker gelegt, denn er erkannte schon als Volksschüler, dass das Geheimnis in der Zusammensetzung, also der »biologischen Wertigkeit« des Futters liegen musste. Den Hühnern war nicht egal, was sie fraßen. Je höher die Qualität des Futters, desto besser ihre Legeleistung, desto schöner die Federn, desto stolzer der Gang.

Was bei den Tauben noch einfach umzusetzen war, wurde schwierig bei den Kanarienvögeln, denn die mussten außer durch glänzendes Gefieder auch noch durch eine kräftige Stimme auffallen, und brüten sollten sie auch. Herr Imsirovic hielt hunderte Vögel gleichzeitig und stellte Gruppen zusammen, die er unterschiedlich ernährte. Nach vielen Versuchen hatte er die besten Kanarienvögel Bosniens, sie lebten am längsten, sie sangen am ausdauerndsten und lautesten (zum Leidwesen der Nachbarn) und sie hatten bis zu ihrem letzten Lebenstag gesunde Schleimhäute und glänzendes Gefieder.

»Beobachtung ist die Grundlage aller Beziehungen, auch der zu den Tieren. Wenn man gesunde Tiere haben will, muss man ihnen gesunde Nahrung geben und ihnen ein freundliches Umfeld bereiten. Der Mensch hat das vergessen, sonst wäre es nie zu Tierfabriken gekommen.«

Bei den vielen unterschiedlichen Fütterungsansätzen probierte er es bei seinen Vögeln natürlich auch mit gehacktem Ei, einem Futterzusatz, der auch unseren Vogelzüchtern vertraut ist. Und weil einer seiner Freunde gerade Wachteleier hatte, nahm er auch diese.

Die grandiosen Auswirkungen der Wachteleier auf die Gesundheit der Kanarienvögel und Urhühner, die sich sehr bald zeigten, waren der Start zu einem Projekt, mit dem Herr Imsirovic zuerst einmal sich selbst half. Zeitgleich war er in der Fachbibliothek des großen chemischen Konzerns in Zvornik, wo er im Zentrallabor arbeitete, auf eine japanische Studie über Hiroshima-Opfer gestoßen. Hier stand schwarz auf weiß zu lesen, dass das Wachtelei in Japan zur Behandlung der Strahlenkrankheit eingesetzt wird, und viele Heilerfolge, auch bei anderen gesundheitlichen Problemen, waren angeführt.

Herr Imsirovic war ein kränkliches Kind mit einer Allergie gegen Antibiotika. Außerdem hatte sich ein großer Tumor entwickelt, den er laufend behandeln ließ. Zunehmend misstraute er den Ärzten, denn sein Befinden verschlechterte sich laufend. Er war damals 30 Jahre alt und hatte Angst. Wegen desselben Leidens waren bereits Vater und Bruder operiert worden, einer in Deutschland, der andere in Jugoslawien. Die Lebensqualität der beiden überzeugte ihn nicht, sie sind inzwischen tot. Nach insgesamt 20 Krankenhausaufenthalten, die immer ausgedehnter wurden, suchte er verzweifelt nach Alternativen.

Er probierte das Wachtelei an sich selbst aus und wurde gesund. Als er die Eier dann auch bei Krankheiten in der Familie und Nachbarschaft einsetzte und ausgesprochen erfolgreich damit war, verbreitete sich dies wie ein Lauffeuer. Aus allen Teilen Bosniens kamen Heilung suchende Menschen. Manchmal waren sie enttäuscht, weil sie einen alten, weisen Mann erwartet hatten. Und da stand ein Mensch in der Blüte seiner Jahre, der bot nichts anderes, als er hatte: Wachteleier.

Einen seiner spektakulärsten Erfolge errang er bei der Tochter einer Kinderärztin aus Belgrad (lebensbedrohende Asthmaanfälle), ein weiterer war die Rettung des bereits brandigen Beines eines Mitglieds der damaligen Geheimpolizei.

Die Mundpropaganda machte ihn bis in höchste Kreise bekannt. Bei jeder neuen Heilung bat er darum, es nicht weiterzuerzählen, denn es tat ihm weh, die Schlange wartender Menschen vor seinem Haus zu sehen, denen er keine Eier mehr geben konnte. Sie wurden nicht so schnell gelegt, wie er sie brauchte.

Immer häufiger wurde er in Krankenhäuser geholt, wo er bereits aufgegebenen Patienten das Leben retten sollte, was häufig auch gelang. Mediziner stellten sich bei ihm ein, um hinter sein Geheimnis zu kommen.

Während dieser ganzen Zeit experimentierte er mit seinen Wachteln. Sie sollten Eier legen, die sich besonders heilsam auf bestimmte Krankheiten auswirkten.

Das ging nur durch spezielle Fütterung und hier scheute er keine Kosten und Mühen. Seine Wachteln erhielten besondere Keime und Sprossen, spezielle Kräutersamen ergänzten das Futter, und so war Uzejir Imsirovic bald in der Lage, für schwierige Fälle besondere Wachteleier anzubieten.

Uzejir kommt aus dem Hebräischen und bedeutet Hilfe. Eine Hilfe wurde er für unzählige Personen, obwohl niemand verstand, was er da eigentlich tat. Er lernte im Laufe der Jahre natürlich auch dazu. Hatte er seinen Asthmapatienten früher 2-mal 3 Eier (natürlich roh) über 40 Tage empfohlen, zeigten seine Beobachtungen, dass erst die Einnahme über mindestens 6 Monate erfolgreich ist. Erst dann ist Asthma geheilt. Bei kürzerer Einnahmezeit kommen die Anfälle, wenn auch vermindert, wieder. Womit Herr Imsirovic seine Wachteln füttert und warum sich gerade die Eier seiner Wachteln so erfolgreich für die Gesundheitspflege einsetzen lassen, ist und bleibt sein persönliches Geheimnis, das er mit niemandem teilt.

Die Weltgeschichte hat ihn überrollt. Er kam während der Bosnienkrise als Flüchtling nach Österreich. Wie alles, was der Mensch braucht, wurde auch seine Idee der »guten Wachteleier«, die »gegen alles« helfen, aufgegriffen.

Vielleicht, weil die Zeit reif ist und Menschen instinktiv einen verborgenen Schatz vermuten. Vielleicht, weil Wachteleier so gerufen kommen – für viele der »neuen« Krankheiten, die durch unsere moderne Lebensweise überhand nehmen.

Begeistert berichtet der »Erfinder« über die positiven Auswirkungen bei Allergien, Diabetes, Rheuma, Unfruchtbarkeit und auch bei Krebs. Mit wachsendem Interesse lauscht man seinen Erzählungen über die rapide Heilung diverser chronischer Beschwerden bei seinen Freunden. Informationen über die geistige Leistungs-

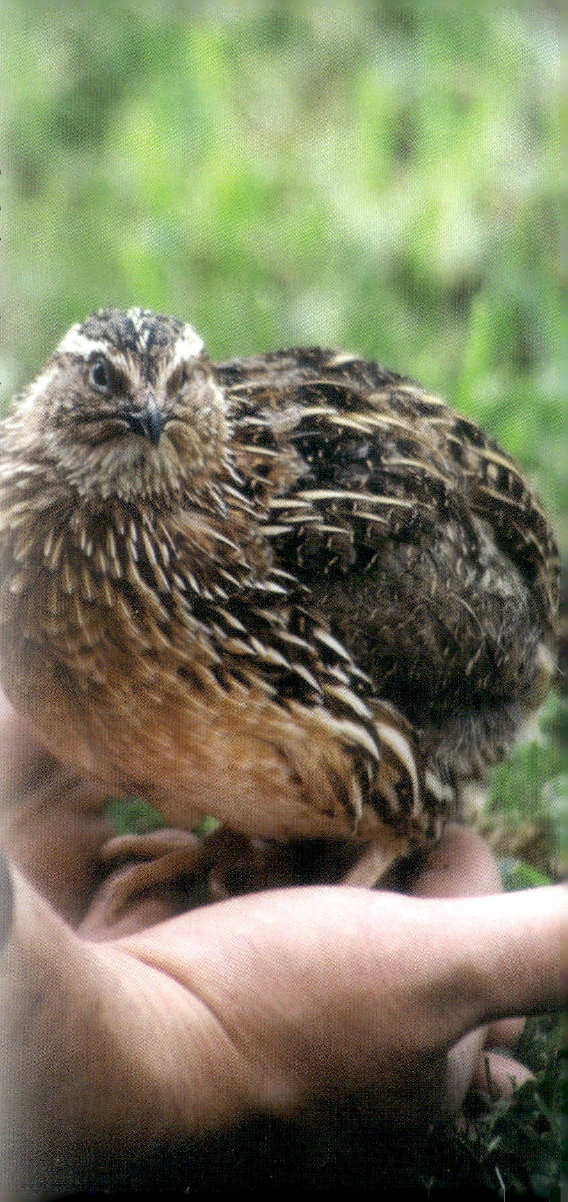

fähigkeit, die bei gesunden Anwendern von Woche zu Woche steigt, sind das Tüpfelchen auf dem i.

Hat uns »Mutter Natur« hier ein Mittel geschenkt, das Krankheitserreger vertreibt, ohne Schwächung des Immunsystems, ohne Zerstörung der Darmflora, ohne jene Folgen, die der Gebrauch von Medikamenten (leider) hat?

Eine ungesunde und mit Zusätzen belastete Ernährung schwächt unser Immunsystem so sehr, dass es mit der Abwehr vieler Erreger überfordert ist. Sie machen es sich in unserem Körper bequem und entfalten ihre (un-)heimliche Produktivität. Herr Imsirovic macht immer wieder darauf aufmerksam, wie wichtig es ist, den Körper zu »putzen«.

Für die weltweit beste »Putztruppe« hält er seine Wachteleier – gelegt von vorbildlich betreuten, glücklichen Wachteln, die so penibel genau ernährt werden, wie wir es uns für uns selbst wünschen würden.

Das Gleichgewicht im Immunsystem geht verloren, wenn Killerzellen überhand nehmen und nicht »weggeputzt« werden; Herr Imsirovic erklärt das temperamentvoll und anschaulich.

Wenn zu viele Killerzellen im Körper kreisen, können viele Krankheiten auftreten: verschiedene Rheumaformen, Morbus Bechterew, Nierenerkrankungen, Hepatitisformen, Leberstörungen, Nervenerkrankungen, Gefäßentzündungen, Allergien und, wie neuerdings beobachtet wurde, auch Diabetes mellitus, die Zuckerkrankheit. Es war eine Sensation, als man herausfand, dass Allergiker an der gleichen Basisstörung des Abwehrsystems leiden wie z. B. Menschen mit Hautkrebs.

Bereits wenige bösartige Zellen, mit denen der Organismus normalerweise leicht fertig wird, können, wenn das Immunsystem geschwächt ist, im schlimmsten Fall Krebs auslösen. Das zeigt, wie lebenswichtig ein funktionierendes Immunsystem ist und wie notwendig nebenwirkungsfreie Mittel werden, wie das Wachtelei eines ist.

Man kann sich gezielt verjüngen, meint Herr Imsirovic und nennt sein Wachtelei einen biologischen Jungbrunnen, denn das

Bindegewebe erhält durch die enthaltenen Aminosäuren einen Frischeschub. Für den Aufbau des Bindegewebes werden vor allem Lysin und Glycin benötigt und bereits eine einzige gesunde Mahlzeit mit Wachteleiern hat Auswirkungen und kann das Erscheinungsbild innerhalb weniger Stunden deutlich verbessern. Auf Dauer verschwinden ernährungsbedingte Falten, die Haut verändert sich, die Augen werden wach und glänzend.

»Wir Menschen sollten nur das essen, was uns wirklich gut bekommt«, sagt Herr Imsirovic. »Für mich ist eine Medizin nur dann ein Heilmittel, wenn sie keine Nebenwirkungen hat. Ich kann nicht begreifen, dass jemand Medikamente akzeptiert, die Nebenwirkungen haben. Auch wenn gesagt wird, dass Nebenwirkungen nur bei einem kleinen Prozentsatz der Anwender zum Tragen kommen – was hilft es mir, wenn ich dieser tausendste oder zehntausendste Mensch bin? Niemand kann garantieren, welche Auswirkungen eine bestimmte Substanz auf mich hat. Ich möchte kein Versuchstier sein, und ich glaube, das will niemand wirklich.

Ich züchte und beobachte Wachteln jetzt seit über 20 Jahren, und ich hatte nie einen Menschen, der mit Nebenwirkungen auf meine Wachteleier reagiert hätte.

Beobachtung ist die wichtigste Sache der Welt, und ich habe meine ganze Energie und Kraft investiert, um keine falschen Schlüsse zu ziehen. Unsere Vorfahren waren auch gute Beobachter, denn sie nannten die Wachtel das Königstier. Ja, sie ist ein Königstier! Sie ist zwar äußerlich nicht kriegerisch wie andere Könige im Tierreich, aber sie schenkt uns etwas, das uns hilft, einen immerwährenden Krieg in unserem Körper zu bestehen: den Krieg gegen Krankheit und Tod.

Für mich steht fest: Die Wachtel ist ein Gesundheitsgeschenk Gottes.«

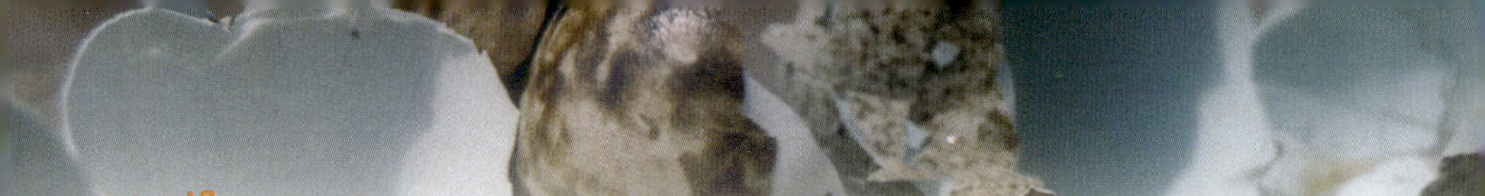

Eiweiß – der wichtigste Stoff

»Proteo« ist ein griechisches Wort und bedeutet »das Wichtigste«. Protein ist die allgemeine Bezeichnung für den Nährstoff Eiweiß, ohne den kein wie immer geartetes Leben möglich ist. Wenn Pflanzen im Herbst ihre Blätter verlieren, zersetzen sich ihre Proteine und werden wieder zu einzelnen Aminosäuren. Eiweiße (Proteine) bilden das Grundgerüst aller Pflanzen-, Tier- und Menschenzellen. Proteine werden vom Körper aus insgesamt *20 Aminosäuren* hergestellt, ohne sie geht gar nichts. Sie sind für die Herstellung von Hormonen und Enzymen ebenso notwendig wie für unsere Antikörper, das Bindegewebe oder den roten Blutfarbstoff Hämoglobin.

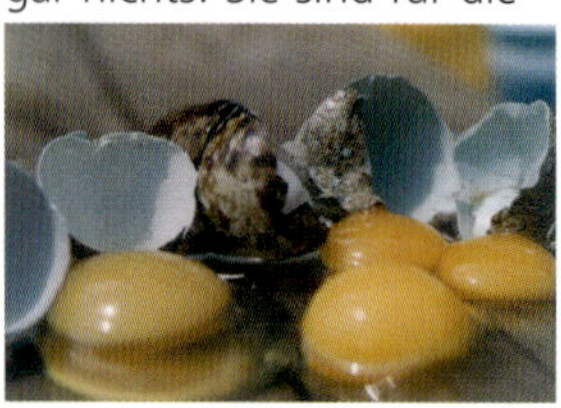

Aminosäuren werden vom Körper selbst aufgebaut, ein Teil von ihnen muss aber laufend über die Nahrung zugeführt werden, damit die unzähligen unterschiedlichen Eiweißkörper gebildet werden können.

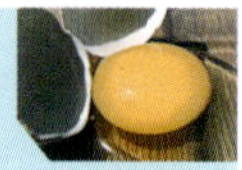

Die acht essenziellen Aminosäuren, die der Mensch durchs Essen zuführen muss und die im Ei in optimalem Verhältnis vorhanden sind:

- Leucin
- Isoleucin
- Lysin
- Methionin
- Phenylalanin
- Threonin
- Tryptophan
- Valin

Bei Kindern sind es zusätzlich:

- Histidin
- Arginin

Bis zur Pubertät ist der Stoffwechsel nicht imstande, diese beiden Aminosäuren herzustellen. Die Histidinsynthese kann bei Frauen ab dem 30. Lebensjahr gestört sein, wenn sie sich falsch ernähren. Die Folge kann Orgasmusunfähigkeit sein.
Essenzielle Aminosäuren werden diese Stoffe deshalb genannt, weil der Körper sie nicht selbst synthetisieren kann.

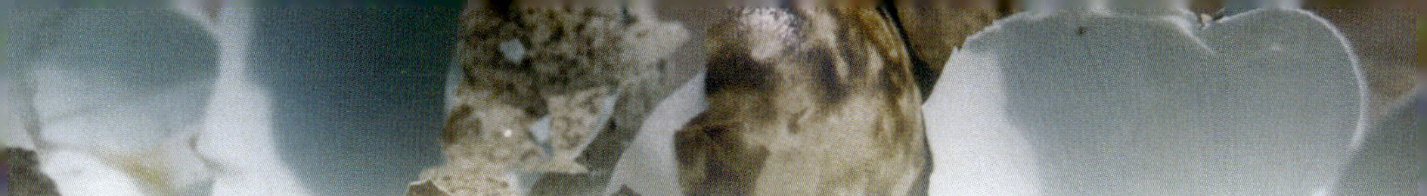

Phenylalalnin (PA) und Tyrosin

Beide Aminosäuren spielen eine wichtige Rolle beim Hormon- und Neurotransmitter-Stoffwechsel. Phenylalalnin kann zwar in der Leber in Tyrosin umgewandelt werden, aber bereits wenn eine leichte Lebererkrankung vorliegt, die der Mensch noch gar nicht merkt, ist diese Umwandlung gestört, und Tyrosin muss ebenfalls über die Nahrung zugeführt werden. Die beiden Aminosäuren wandern mit der Blutzirkulation ins Gehirn und stellen Neurotransmitter (Botenstoffe, damit sich die Nervenzellen miteinander verständigen können) her. PA verlangsamt den Abbau von Zellverbindungen, die schmerzlindernde und antidepressive Eigenschaften haben. Tyrosin wird bei der Herstellung des Schilddrüsenhormons gebraucht und ist ein Vorläufer des Melanins (Hautpigment).

> Der tägliche Bedarf an Phenylalanin + Tyrosin beträgt 14 mg/kg Körpergewicht.
> Ein 70 kg schwerer Mensch braucht also 980 mg.
> Er deckt seinen Bedarf bereits durch 100 g Rindfleisch, 100 g Thunfisch, 50 g Sojabohnen oder
> 4 Wachteleier

Tryptophan

Diese Aminosäure ist der Vorläufer des Botenstoffes Serotonin und des Niacin (Vitamin B_3), zweier lebenswichtiger Verbindungen. Sie begünstigt außerdem die Zinkaufnahme aus der Nahrung, hilft Bluthochdruck zu senken und wirkt sich regulierend auf den Blutzuckerspiegel aus. Eine durchschnittlich gute Ernährung beinhaltet fast immer zu wenig Tryptophan, da es selten vorkommt.

> Der tägliche Bedarf an Tryptophan beträgt 3,5 mg/kg Körpergewicht.
> Ein 70 kg schwerer Mensch braucht also 245 mg.
> Er deckt seinen Bedarf durch 50 g Cashewnüsse, 80 g Kalbfleisch, 150 g Haferflocken oder
> 3 Wachteleier

Leucin, Isoleucin und Valin (BCAAs)

Diese drei Aminosäuren kommen in vielen Lebensmitteln ausreichend vor. Sie werden an der Leber vorbei direkt in die Muskeln trans-

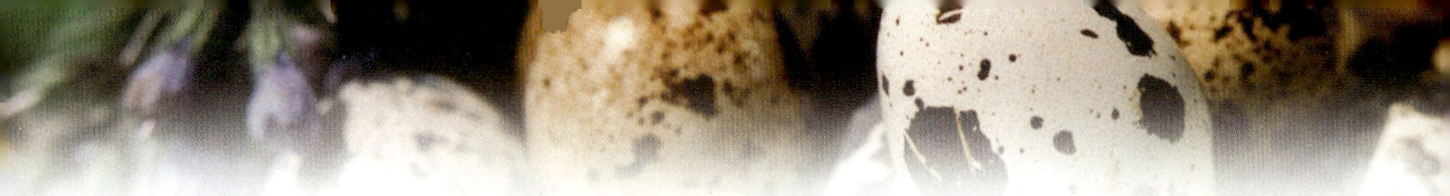

portiert. Die Muskelzellen brauchen sie als Energiequelle. Die BCAAs stimulieren die Freisetzung von Insulin und senken den Proteinabbau bei Stress (Verletzungen, Operationen). Unerlässlich sind BCAAs für Sportler, weil beim Training die Proteinsynthese auf Hochtouren läuft. BCAAs unterstützen den Muskelaufbau.

> Der tägliche Bedarf an Valin und Isoleucin beträgt 10 mg/kg Körpergewicht, an Leucin 14 mg/kg Körpergewicht.
> Ein 70 kg schwerer Mensch braucht also 700 bzw. 980 mg.
> Er deckt seinen Bedarf durch 100 g Kalbsfilet, 80 g Lachs, 1 l Milch oder 6 Wachteleier

Lysin

Ein Mangel an dieser essenziellen Aminosäure führt zu Wachstumsstörungen, vor allem aber zu einer gestörten Immunfunktion. Lysin wehrt Viren ab und hält unser Immunsystem aufrecht, Herpesinfektionen haben bei ausreichender Zufuhr wenig Chancen. Kinder benötigen besonders viel Lysin, etwa 44 mg/kg Körpergewicht.

> Der tägliche Bedarf an Lysin beträgt 14 mg/kg Körpergewicht.
> Ein 70 kg schwerer Mensch braucht 980 mg.
> Er deckt seinen Bedarf durch 50 g Thunfisch, 50 g Schweinefleisch, 70 g Linsen, 100 g Erdnüsse, 50 g Weizenkeime, ½ gebratene Wachtel oder 6 Wachteleier

Methionin (SAM)

Diese Aminosäure spielt eine entscheidende Rolle bei der Zusammenfügung (Synthese) vieler Verbindungen im Körper. Methionin ist für die Hormon- und Proteinsynthese unverzichtbar und besonders aktiv in der Leber und im Gehirn. Ohne seine Unterstützung funktioniert unser Gehirn nicht richtig. Angst und Depressionen sind oft auf einen niedrigen Methioninspiegel zurückzuführen. Es wirkt histaminabbauend und lässt die Allergiebereitschaft sinken, zusammen mit Zink fördert es die Ausscheidung von Schwermetallen. Steine in den Harnwegen, die als Folge von Harnwegsinfektionen auftreten, werden durch SAM verhindert, Leberentzündungen durch Alkoholmissbrauch positiv beein-

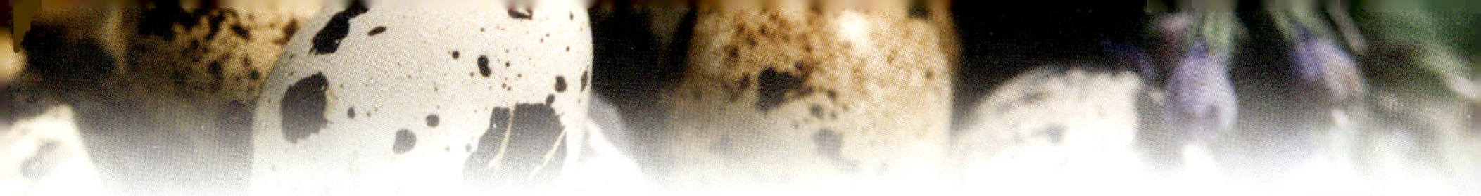

flusst. Bei Parkinson reduziert SAM das Zittern und erhöht die Bewegungsfähigkeit.

Der tägliche Bedarf an Methionin beträgt 13 mg/kg Körpergewicht.
Ein 70 kg schwerer Mensch benötigt also 910 mg.
Er deckt seinen Bedarf durch 150 g Lachs, 50 g Garnele, 200 g Sojabohnen, 150 g Hühnerfleisch, 180 g Rindfleisch, 100 g Weizenkeime, 1 gebratene Wachtel oder
9 Wachteleier

Threonin

Hilft bei der optimalen Funktion des Immunsystems und hält die Thymusdrüse gesund, die für die Produktion der weißen Blutkörperchen verantwortlich ist. Threonin fördert die Reaktion der weißen Blutkörperchen gegenüber Krebszellen und bei Infektionen. Für das Wachstum ist Threonin unentbehrlich; wo Mangel besteht, bleibt die Knochenentwicklung zurück. Es kann im Körper in Glycin umgewandelt werden und erhöht dann die Ausscheidung von Harnsäure, was sich auf Gichtpatienten wohltuend auswirkt. Auch Störungen des Nervensystems (z. B. MS) werden bei ausreichender Zufuhr verbessert.

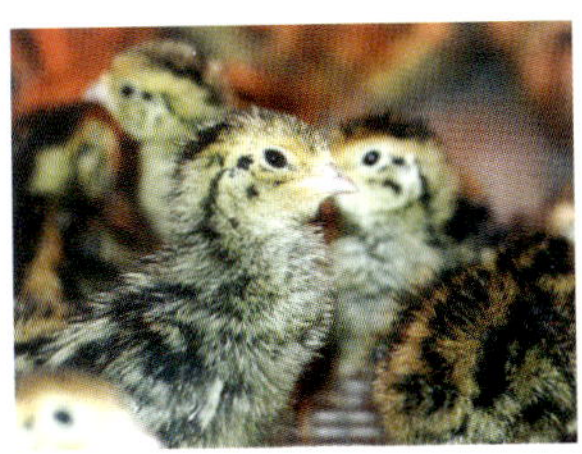

Der tägliche Bedarf an Threonin beträgt 7 mg/kg Körpergewicht.
Ein 70 kg schwerer Mensch benötigt also 490 mg.
Er deckt seinen Bedarf durch 50 g Bachforelle, 25 g Sojabohnen, 50 g Sonnenblumensamen, 30 g Weizenkeime, ½ gebratene Wachtel oder
3 Wachteleier

Das Wachtelei – hohe biologische Wertigkeit

Samen, Nüsse, Rogen (z. B. Kaviar) und auch Eier dienen in der Natur einem gemeinsamen Zweck. Sie sollen neues Leben hervorbringen. Deshalb ist alles, was ein im Aufbau befindlicher Organismus benötigt, reichlich vorhanden. Aus einem Ei soll sich ein Kücken entwickeln und

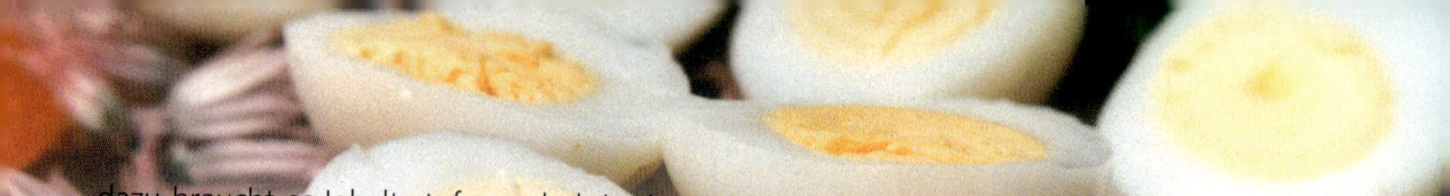

dazu braucht es Inhaltsstoffe von höchster Qualität. Eier sind eine ausgezeichnete Quelle für komplettes Eiweiß, das vom Körper sehr gut verwertet werden kann.
Ein Ei liefert, genau betrachtet, keine Riesenmengen an Eiweiß, nur 13 g befinden sich in 100 g Ei. Aber dieses Eiweiß hat die höchste überhaupt mögliche biologische Wertigkeit von 100. Eiprotein ist nämlich in seiner Zusammensetzung dem menschlichen Eiweiß unglaublich ähnlich. Die Aminosäuren sind in annähernd demselben Mengenverhältnis vorhanden, wie sie auch im Körpereiweiß des Menschen vorkommen. Das gilt natürlich nicht nur für das Wachtel-, sondern auch für das Hühnerei. Am Hühnerei ist dann nichts zu bekritteln, wenn ein gesundes, noch nicht degeneriertes, vorbildlich gefüttertes Biohuhn das Ei legt. Mit Schaudern erinnert mancher sich noch an die nach Fisch schmeckenden Eier der 80er-Jahre (die Hühner waren mit Fischmehl aufgezogen worden), und ich denke heute noch an den Kuchen einer bestimmten Familie, die ihre Hühner überhaupt nicht fütterte, weil es im Stall und auf dem Misthaufen ohnehin viel zum Fressen gab. Wer den Kuchen aß, wusste hinfort, wie Mistwürmer schmecken. Ich möchte diese Erfahrungen nicht missen, haben sie mir doch gaumenintensiv mitgeteilt, was ich vorher nur gelesen hatte: Auf das Futter kommt es an.

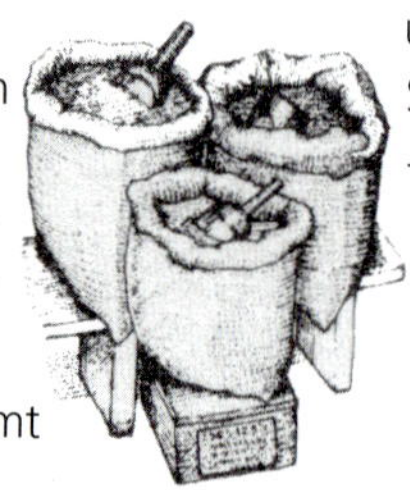

Tägliche Eiweißzufuhr

Ein durchschnittlicher Mitteleuropäer (aber was ist schon durchschnittlich?) braucht pro Tag zwischen 50 und 100 g Eiweiß. Es wäre nicht sinnvoll und auch ziemlich eintönig, den Eiweißbedarf nur durch Eier abzudecken. Wo blieben da wunderbare Proteinlieferanten wie Brokkolis, Erbsen und Linsen, Sojabohnen, Kartoffeln, die guten Milchprodukte, Käse, Fleisch und Fisch? Wie überall ist auch hier Ausgewogenheit angesagt. Aber als Nahrungsergänzung, um Körperdepots wiederum mit fehlenden Stoffen aufzufüllen – warum eigentlich nicht?

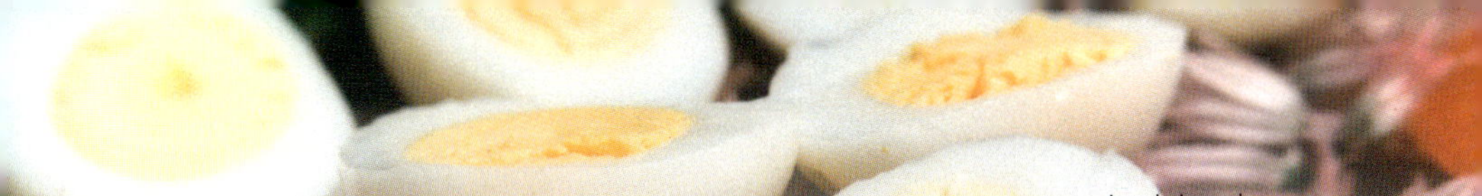

Fett vom Feinsten

Fett ist im Eidotter in Verbindung mit Lezithin und Cholesterin reichlich vorhanden. Im Eiklar findet man es nur in Spuren.

> **Zusammensetzung des Fettes im Ei**
> 38 % einfach ungesättigte Fettsäuren
> 14 % mehrfach ungesättigte Fettsäuren
> 32 % gesättigte Fettsäuren u. a.

Fett ist allgegenwärtig, in fast allen Lebensmitteln vorhanden, und gerade bei Fett sollte man ausgesprochen wählerisch sein. Alles, was wirklich gut mundet, hat ziemlich hohe Fettanteile, denn Fett transportiert die Geschmacksstoffe. Nahrungsmittel mit einem hohen Anteil an *ungesättigten* Fettsäuren sind für unseren Körper wertvoll, *gesättigte* Fettsäuren sind weniger stoffwechselaktiv. Einen Mangel an ungesättigten Fettsäuren erkennt man an den rötlichen Hautveränderungen mancher Menschen (Wangen).
Bei einer Überprüfung des Wachteleis in einem oberösterreichischen bioanalytischen Laboratorium kam man zu folgendem Schluss: Das Fettsäuremuster der überprüften Eiprodukte (Gegenüberstellung Hühnerei und Wachtelei) ist einfach zusammengesetzt. Die Kettenlängen betragen 16 und 18 C-Atome. Die Zusammensetzung der für den Organismus wertvollen *ungesättigten* Fettsäuren (Ölsäure, Linolsäure und Linolensäure) ist deutlich unterschiedlich.

Das Wachtelei weist gegenüber dem Hühnerei den höchsten Wert an Linolsäure und Linolensäure auf.

> **Linolsäure**
> Hühnerei: 14,1 %
> Wachtelei: 24,4 %

> **Linolensäure**
> Hühnerei: 0 %
> Wachtelei: 1,8 %

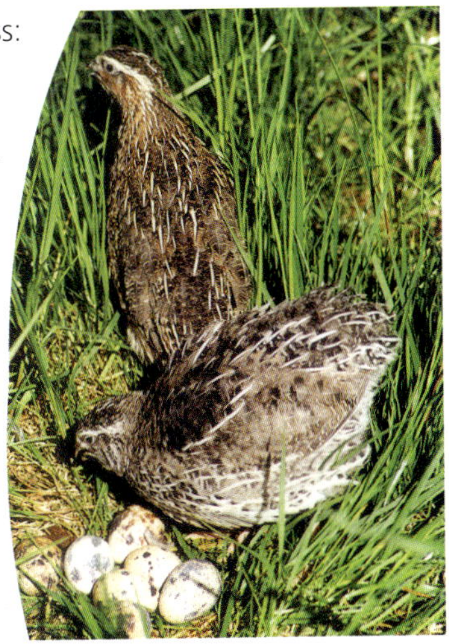

Ein Mangel an essenziellen Fettsäuren kommt häufiger vor, als angenommen wird – trotz oder gerade wegen unseres hohen Fleischkonsums. Die von Uzejir Imsirovic kolportierten Heilerfolge bei asthmaanfälligen und immunschwachen Personen lassen sich sicher nicht durch das Vorhandensein der Fettsäuren (im idealen Verhältnis) erklären, eher schon durch die für den Menschen wahrscheinlich optimale Zusammensetzung der Aminosäuren. Aber ein Zusammenspiel aller Komponenten kann nicht ausgeschlossen werden. Hier hat die Forschung noch ein weites Feld zu bearbeiten, und letztlich wird vielleicht herauskommen, was sich bei vielen Menschen, die regelmäßig Wachteleier konsumieren, bereits beobachten lässt – die Bestätigung der Erhöhung der geistigen Leistungsfähigkeit, Vitalität und Immunabwehr.

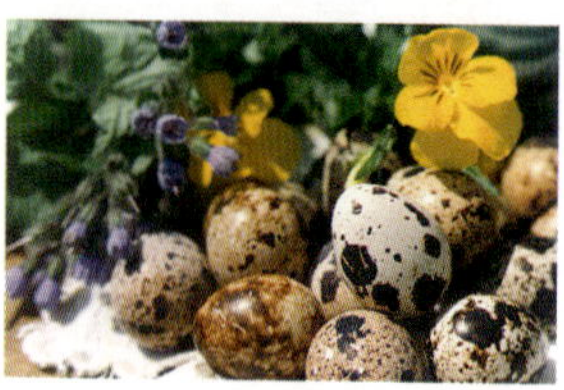

Cholesterin

Die Warnung vor Cholesterin hat dazu geführt, dass wir lange Zeit weniger Eier gegessen haben. Inzwischen spricht sich herum, dass die Studie, die den Eiern zu ihrem schlechten Ruf verhalf, vor 50 Jahren von einem amerikanischen Institut durchgeführt wurde, das von den Herstellern von Frühstücksflocken und Getreide finanziert war. Es ist seitdem in keiner weiteren Studie der Nachweis erfolgt, dass der Verzehr von Eiern einen hohen Cholesterinspiegel bewirkt. Im Gegenteil: In einer Herzstudie der Universität Boston, in der über Jahre die Ernährungsgewohnheiten einer ganzen Kleinstadt untersucht wurden, konnte kein Zusammenhang zwischen hohem Eikonsum und Herzerkrankungen festgestellt werden. Es gab auch keinen Unterschied in den Cholesterinwerten bei Personen, die zwischen sieben und vierundzwanzig Eier pro Woche oder jenen, die zwischen null und zweieinhalb Eier pro Woche aßen. Der Genuss von vielen Eiern führt also nicht automatisch zu einem hohen Cholesterinspiegel. Außerdem enthalten Eier viel Lezithin, das den Cholesterinspiegel sogar senken kann. Cholesterin wird von allen Organen und im Gewebe benötigt. Es ist die Grundsubstanz einiger Hormone und fördert als Teil des Gallensaftes die Verdauung. Fette und fettähnliche Substanzen, wie es das Cholesterin ist, sind nicht wasserlöslich. Damit sie im Blutstrom transportiert werden können, produziert der Körper Lipoproteine, die aus Fetten, Eiweiß und Cholesterin bestehen.

- LDL-Cholesterin (LDL =low density lipoproteins), das »schlechte« Cholesterin, ist ein Lipoprotein mit *niedriger* Dichte.
- HDL-Cholesterin (HDL = high densitiy lipoproteins), das »gute« Cholesterin, ist ein Lipoprotein mit *hoher* Dichte.

HDL ist eiweißreich und fettarm. Es nimmt überschüssiges »schlechtes« Cholesterin auf und bringt es zur Leber, die es abbaut. Cholesterin wird für die Produktion von Vitamin D und allen Sexualhormonen gebraucht. Der Transport des LDL-Cholesterins, das das Risiko einer Herzerkrankung erhöht, funktioniert aber nur dann, wenn sich genügend HDL in unserem Körper befindet. Die Leber muss ausreichend B-Vitamine (Cholin, Inositol) und die bereits besprochenen Methionin und Lysin zur Verfügung haben, damit es abgebaut wird.
Alle ungesättigten Fettsäuren führen ohnehin zu keinem Anstieg des Cholesterinwertes, und je mehr wir uns bewegen, desto niedriger ist unser LDL-Wert.

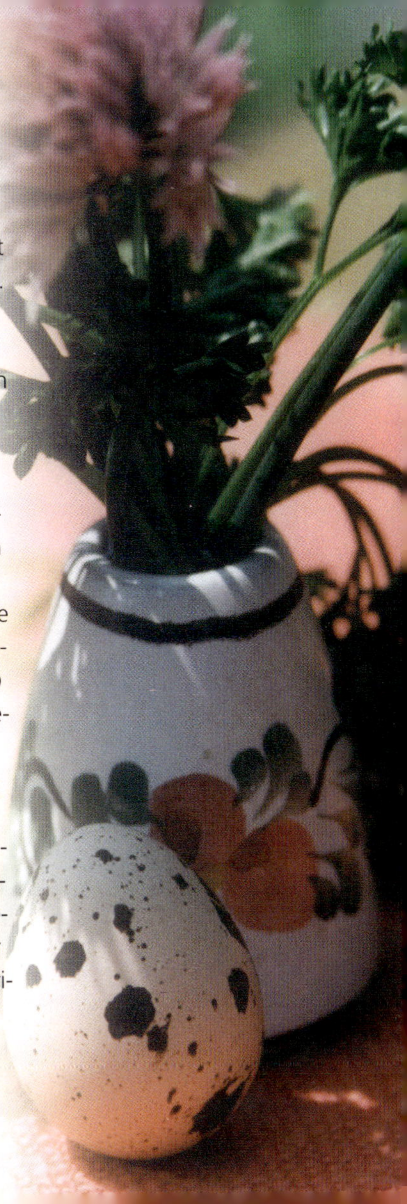

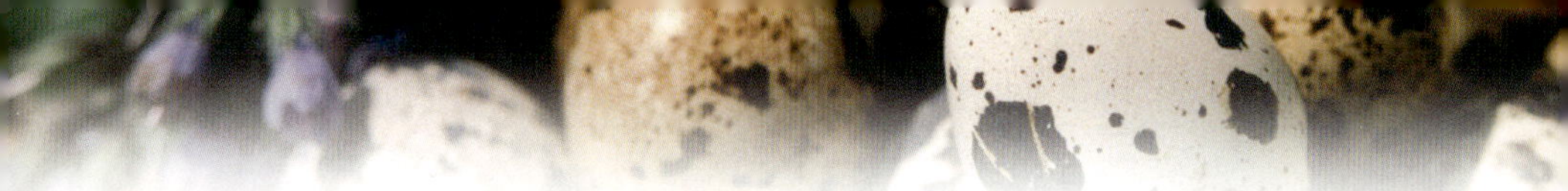

Linolsäure und Linolensäure

Unser Körper kann alle Fettsäuren, die er braucht, selbst herstellen; eigentlich müssten wir ihm also gar kein Fett zuführen – mit der Ausnahme von Linolsäure und Linolensäure. Diese *mehrfach ungesättigten* Fettsäuren müssen aus der Nahrung stammen. Die beiden *essenziellen* Fettsäuren machen die Zellwände geschmeidig. Sind sie nicht ausreichend vorhanden, nimmt der Körper stattdessen gesättigte Fettsäuren und lagert sie in den Zellwänden ein; die Wände werden starr, und ihre Funktion nimmt ab. Für eine gesunde Haut, für die Erhaltung der geistigen Leistungsfähigkeit und für eine verminderte Entzündungsneigung sind die beiden Fettsäuren unbedingt notwendig. Weitere Folgen von Mangelzuständen sind gestörte Sehkraft, Haarausfall, Nierenschäden und Leberstörungen. Die besten Lieferanten sind kaltgepresste Pflanzenöle, aber auch das Wachtelei versorgt mit den lebensnotwendigen Stoffen.

Lezithin, Cholin und Inositol

Es gibt eine Vielzahl von Lezithinprodukten in den Apotheken; sie alle sollen älteren Menschen helfen, ihre Konzentrations- und Merkfähigkeit zu erhalten und ihre Gedächtnisleistung zu steigern. In der Chemie ist Lezithin ein anderer Name für *PhosphatidylCHOLIN*. Ei ist der beste Lieferant dieses Cholins, dessen Fehlen für viele Störungen verantwortlich gemacht wird. Mangelzustände erhöhen das Leberkrebsrisiko, sind für Nierenstörungen verantwortlich und machen unfruchtbar.

> 100 g Ei enthalten 540 mg Cholin.
> 8 Wachteleier decken den Tagesbedarf eines gesunden Menschen. Ein ebenso guter Cholinlieferant ist nur mehr die Rindsleber, dann folgen, weit abgeschlagen, Erdnüsse, Rindsfilet und Karfiol (Blumenkohl, 40 mg/100 g).

Inositol ist in Lezithin vorhanden und wird in gewisser Menge vom Körper selbst produziert. Zur Synthese brauchen wir Magnesium und Niacin. Inositol kommt in den Zellmembranen vor und spielt eine Rolle beim Fettstoffwechsel. In

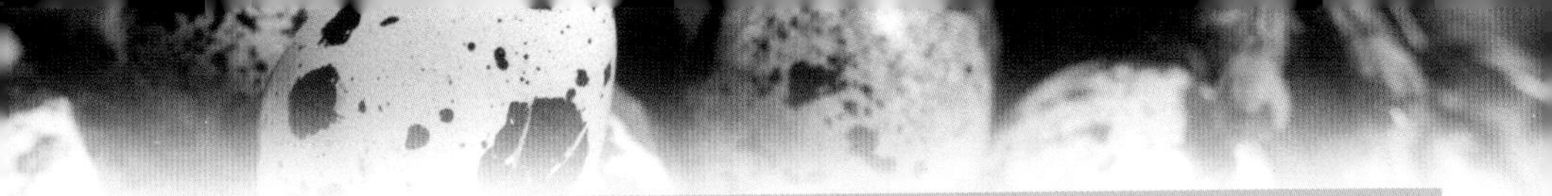

den Zellmebranen ist es verantwortlich für die Übermittlung von Nervenimpulsen, außerdem spielt es eine wichtige Rolle bei der Herstellung von Spermien. Cholin und Inositol sind Biostoffe, die nach heutigem Verständnis zur Gruppe der B-Vitamine gezählt werden.

Salmonellengefahr?

Salmonellen sind winzige Bakterien, die von den Eileitern kranker Hennen direkt in das Ei wandern oder über die Schale durch Kotreste übertragen werden. Salmonelleninfektionen breiten sich durch die Massentierhaltung besonders leicht aus; sie kommen in Fisch, Fleisch und Geflügel vor, natürlich auch in Eiern. Bei einem kontrollierten Tierbestand ist eine Infektion nicht wahrscheinlich.
Bei den in diesem Buch erwähnten Wachteleiern von Uzejir Imsirovic besteht keine Salmonellengefahr, da eventuell betroffene Tiere in einem Ausleseverfahren ausgesondert werden und nicht zur Eiablage kommen.

Vitamine im Wachtelei

Die angegebene Menge bezieht sich immer auf 100 g Ei, das sind etwa 4 Wachteleier

4 Wachteleier enthalten:
Vitamin A: 800 I. E. (internationale Einheiten)
Empfohlene tägliche Zufuhr: 3.300 I. E.
Gute Quellen: Leber, Lebertran, Süßkartoffeln, Karotten, Honigmelonen, Spinat

4 Wachteleier enthalten:
Vitamin B_1 (Thiamin): 0,10 mg
Empfohlene tägliche Zufuhr: 1,2 mg
Gute Quellen: Bierhefe, Schweinefleisch, Erbsen

4 Wachteleier enthalten:
Vitamin B_2 (Riboflavin): 0,35 mg
Empfohlene tägliche Zufuhr: 1,7 mg
Gute Quellen: Kalbsleber, Champignons, Bierhefe, Spinat

4 Wachteleier enthalten:
Vitamin B_3 (Niacin): 9,6 mg
Empfohlene tägliche Zufuhr: 18 mg
Gute Quellen: Kalbsleber, Erdnüsse, Thunfisch

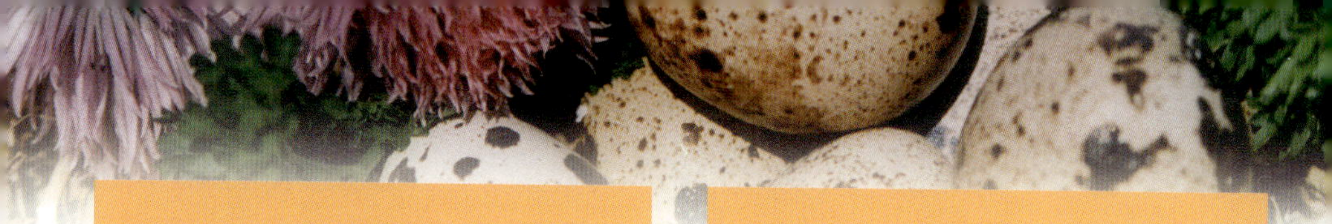

4 Wachteleier enthalten:

Vitamin B_5 (Pantothensäure): 1,8 mg

Empfohlene tägliche Zufuhr: 6 mg

Gute Quellen: Kalbsleber, Erdnüsse, Erbsen, Soja, Reis

4 Wachteleier enthalten:

Vitamin B_6 (Pyridoxin): 0,08 mg

Empfohlene tägliche Zufuhr: 1,8 mg

Gute Quellen: Kalbsleber, Kartoffeln, Bananen, Linden, Bierhefe

4 Wachteleier enthalten:

Folsäure: 200 µg

Empfohlene tägliche Zufuhr: 200 µg

Gute Quellen: Weizenkeime, Bohnen (rote), Weizenkleie, Spinat

4 Wachteleier enthalten:

Vitamin B_{12} (Cobalamin): 2 µg

Empfohlene tägliche Zufuhr: 3 µg

Gute Quellen: Kalbsleber, Miesmuscheln, Lachs, Rindsfilet

4 Wachteleier enthalten:

Vitamin H (Biotin): 24 µg

Empfohlene tägliche Zufuhr: 30–100 µg

Gute Quellen: Kalbsleber, Sojabohnen, Bierhefe, Weizenkleie, Haferflocken

Tipp:

Rohes Eiweiß verhindert Biotinmangel.

4 Wachteleier enthalten:

Vitamin D: 3 µg

Empfohlene tägliche Zufuhr 5 µg

Gute Quellen: Lachs, Thunfisch, Sonne

4 Wachteleier enthalten:

Vitamin E: 1 mg

Empfohlene tägliche Zufuhr: 12 mg

Gute Quellen: Sonnenblumenkerne, Weizenkeime, Süßkartoffeln, Distelöl

4 Wachteleier enthalten:

Vitamin K: 22 µg

Empfohlene tägliche Zufuhr: 70 µg

Gute Quellen: Spinat, Brokkoli, Grünkohl, grüner Tee

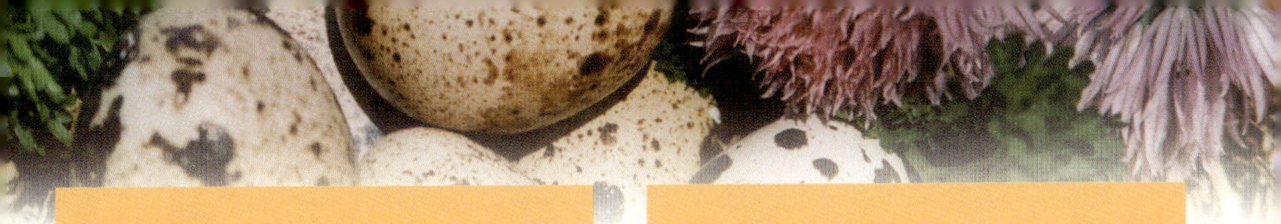

Mineralstoffe im Wachtelei

Eier enthalten viel Selen, Jod, Zink und sind reich an Eisen, Letzteres aber nur in schwer absorbierbaren Form, es muss gleichzeitig Vitamin-C-reiches Gemüse oder Obst gegessen werden. Die angegebene Menge bezieht sich immer auf 100 g Ei.

4 Wachteleier enthalten:
Zink: 3 mg
Empfohlene tägliche Zufuhr: 12 mg
Gute Quellen: Rothirse, Leber, Austern, Linsen, Erbsen, Weizenkleie, Haferflocken, Mais

4 Wachteleier enthalten:
Eisen: 2 mg
Empfohlene tägliche Zufuhr: 10 mg
Gute Quellen: Austern, Soja, Hirse, Leber, Linsen, Bohnen

4 Wachteleier enthalten:
Molybdän: 100 µg
Empfohlene tägliche Zufuhr: 75–250 µg
Gute Quellen: Soja, Rotkraut, weiße Bohnen, Kartoffeln, Reis

4 Wachteleier enthalten:
Chrom: 26 µg
Empfohlene tägliche Zufuhr: 50–200 µg
Gute Quellen: Schweinefleisch, Vollkornbrot, Bierhefe, Rohzucker

4 Wachteleier enthalten:
Jod: 30 µg
Empfohle tägliche Zufuhr: 180 µg
Gute Quellen: Krustentiere, Muscheln, Fisch, jodiertes Speisesalz

4 Wachteleier enthalten:
Selen: 15 µg
Empfohlene tägliche Zufuhr: 20–100 µg
Gute Quellen: Hering, Thunfisch, Sardine, Weizenkorn, Leber, weiße Bohnen

4 Wachteleier enthalten:
Kupfer: 0,3 mg
Empfohlene tägliche Zufuhr: 1,5–3 mg
Gute Quellen: Leber, Sherry, Wermut, Austern, Hülsenfrüchte, Nüsse, Marillen

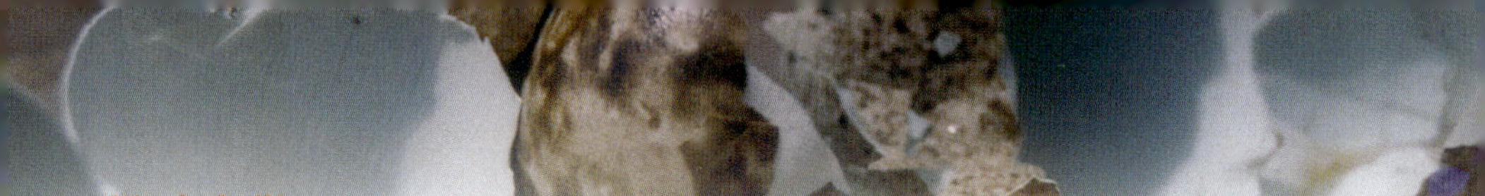

Was in heiligen Büchern steht

»Und wir ließen die Wolken euch überschatten und sandten hernieder auf euch das Manna und die Wachteln. Esset von dem Guten, das wir euch zur Speise gaben.« (Koran 2, 54)

Kaum jemand wird heute Koran oder Bibel zurate ziehen, wenn er ein Lebensmittel sucht, das gleichzeitig zu seinem Heilmittel werden kann. Aber interessant sind solche Hinweise allemal. Auf der Suche nach der gleich lautenden Stelle in der Bibel fand ich in 2 Moses , 15, 26 folgende Stelle: »Ich bin der Herr, dein Arzt«, und weiter: »Ich habe der Kinder Israel Murren gehört. Sage ihnen, gegen Abend sollt ihr Fleisch zu essen haben und am Morgen vom Brot satt werden und innewerden, dass ich der Herr, euer Gott bin. Und am Abend kamen Wachteln herauf und bedeckten das Heer ...« Mit dem Brot (Manna) war übrigens das harzartige Sekret einer Schildlaus gemeint, die auf den Tamarisken des Sinai lebt.

Sanftes Schönheitsmittel

»Nirgends sind die Frauen schöner, und nirgends sind sie geschickter, wenn es darum geht, die Spuren der Zeit an sich zu verwischen«, schrieb der Italiener Sonnini in seine Reisetagebücher und meinte damit die orientalischen Haremsdamen. Von den Frauen am Hof der himmlischen Söhne in Japan und im Kaiserreich China, auch von jenen der indischen Mogule und persischen Herrscher weiß man, dass sie sich ihre zarte, faltenlose Haut oft bis ins hohe Alter erhalten haben. Auch heute noch ist das Alter vieler Asiatinnen geradezu unglaublich, wenn man sie ansieht. Ihr Geheimnis könnte in den Wachteleiern liegen, die in diesem Kulturkreis damals wie heute gegessen und für die Schönheitspflege verwendet werden. Für porzellanglatte Haut verwendet man Puder aus getrockneten und gemahlenen Wachteleiern, auch die Schale wird vermahlen.

Aus den rohen Eiern werden Masken und Packungen bereitet, sie stehen häufig auf dem Speisezet-

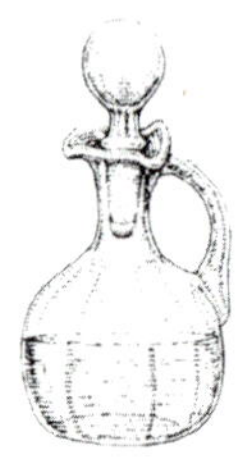

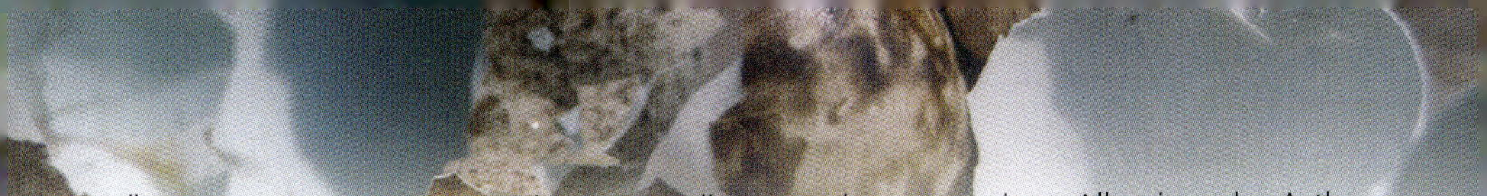

tel. Übrigens stammt einer der ersten Berichte über den medizinischen Wert und die Wirkung von Wachteleiern auf die Schönheit der Frauen von einem während der Ming-Dynastie (vor etwa 700 Jahren) praktizierenden Arzt.

Antikörperfabrik

In der ersten Hälfte des vorigen Jahrhunderts verschrieben viele Ärzte bei Durchfallerkrankungen von Kindern Eigelb. Die Ärzte erzählen, es hätte gewirkt, auch wenn niemand wusste, warum. Offenbar transportieren Eier schützende Antikörper in den Darmtrakt. Als man später Versuche mit extrahiertem Eigelb durchführte (denn dort sitzen die Antikörper), wurden in 96 % der Eier tatsächlich Antikörper gefunden. Einige Forscher, unter ihnen Dr. Yolken von der John Hopkins University, sieht in Hühnervögeln wahre Antikörperfabriken. Der neue Gesundheitsdrink kann also durchaus aus gequirlten Wachteleiern bestehen.

Asthmaanfälle geheilt

Der französische Arzt Dr. Truffier und ein Kollege vom Institut National de la Santé et de la Recherche Médicale, einer Untersuchungsanstalt für Allergien und Immunpathologie, fanden heraus, wie wirksam Wachteleier für Allergiker sind. Bei mit Wachteleiern behandelten Patienten verringerte sich der Anteil an IgE (Immunglobuline der Klasse E), also an Antikörpern.
Menschen, die an einer Allergie oder an Asthma leiden, steigern, wenn sie auf einen Allergie- oder Asthmaauslöser treffen, die körpereigene Produktion von Immunglobulin dermaßen, dass der ganze Körper in Aufruhr gerät und sich die bekannten Symptome entwickeln. Es kommt dabei: sogar zu Todesfällen.
Allergische Reaktionen sind ein Zeichen der Zeit und schon unter Kleinkindern verbreitet. Umso bedeutender sind diese Erkenntnisse, die dem Menschen eine Alternative zu Antihistamin- oder Kortisonpräparaten bieten – das Wachtelei.
Der Auslöser für die umfangreichen Untersuchungsreihen war ein französischer Vogelhändler, der beobachtete, dass die Asthmaanfälle seiner Frau ausblieben, als er Wachteln in sein Angebot aufnahm. Die Wachteln legten Eier

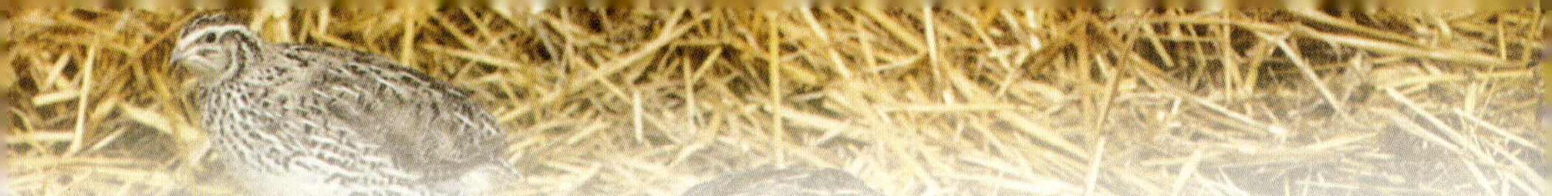

und die Dame des Hauses hatte eine Vorliebe für rohe Wachteleier. Sie hatte instinktiv das Richtige gegessen. Der sie behandelnde Arzt war vom Resultat so sehr überzeugt, dass er begann, seinen Allergiepatienten Wachteleier zu empfehlen. Er hatte damit bei Heuschnupfen und Asthma beeindruckende Erfolge.

Allergien

Eine Gruppe von dänischen Allergologen führte bereits 1987 umfangreiche Testreihen mit Wachteleiern durch. Dabei wurde untersucht, in welchem Umfang Wachteleier die körpereigene Immunreaktion regulieren. 2.000 Personen mit Allergien, die ihre Nahrung mit Wachteleiern ergänzten, wurden beobachtet. Es handelte sich dabei um Menschen mit:

- Pollenallergien und Heuschnupfen
- Asthma
- Bronchitis
- Rhinitis
- Dermatitis
- Ekzemen
- Allergien gegen Staub und Tierhaar

Bei Patienten aus allen Altersgruppen trat eine wesentliche Besserung oder sogar Heilung allergischer Reaktionen ein.
Ähnlich erfolgreich war das Ergebnis der Forschungsarbeit von Dr. Bernhard Saal, Allergologe und Facharzt für klinische Immunologie, Paris. Es ist übrigens laut den oben genannten Studien nicht egal, womit die Wachteln, deren Eier als Medizin verwendet werden, gefüttert sind. Je vielfältiger die Ernährung der Wachteln, desto erfolgreicher bei der Krankheitsbekämpfung war das Ei.
Die klinischen Tests ergaben:

Wesentliche Verbesserung oder Heilung:
85 %
Mittlere oder kleine Verbesserung:
8 %
Keine oder nicht merkbare Verbesserung:
7 %

Ein Mittel gegen Strahlenkrankheit?

Als Wissenschaftler des Forschungsinstitutes für Strahlenhygiene in St. Petersburg die Auswirkungen ionisierender Strahlung (Röntgenstrahlen und Nuklearstrahlung) bei Ratten untersuchten, wollten sie nicht nur deren Einfluss auf die vorzeitige Alterung der

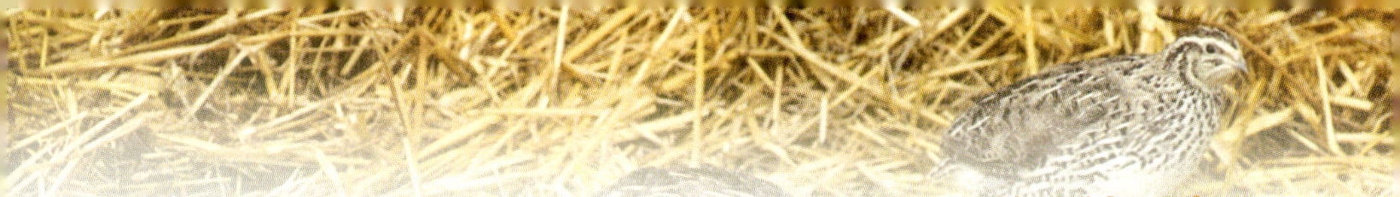

Tiere feststellen, denn das war bekannt. Nuklear- und Röntgenstrahlung sind so energiereich, dass eine Veränderung der Elektronenzahl in der Hülle der Moleküle stattfindet; jedes Lebewesen altert schneller, wenn es zu dieser Ionisierung kommt.
Die erste Erkenntnis war also, dass Strahlung die Lebenszeit erheblich verkürzt. Man untersuchte daraufhin den Einfluss der Nahrung auf den Fortgang der Krankheit. Die bestrahlten Ratten wurden unterschiedlich gefüttert. Ein Teil bekam Wachteleier, der andere wurde konventionell ernährt. Die mit Wachteleiern gefütterten Tiere überlebten ihre Artgenossen um vier bis fünf Monate. Daraus zogen die Gelehrten den Schluss, Wachteleier könnten die Strahlenkrankheit stoppen; deshalb sollten sie auch bei Menschen zur Rehabilitierung eingesetzt werden. Menschen, die einem Strahlenrisiko ausgesetzt sind, könnten auf diese Weise vorsorgen.
Da auch nicht bestrahlte Tiere nach einer Fütterung mit Wachteleiern deutlich länger lebten als ihre Artgenossen, liegt die Vermutung nahe, dass Wachteleier insgesamt lebensverlängernd wirken. Vielleicht gibt es schon bald neue Untersuchungen zu diesem Thema, und man präsentiert Resultate, die sich auch auf den Menschen übertragen lassen.

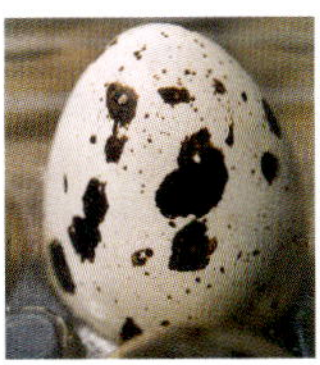

Mentale Stärke und innere Ruhe

»Wachtel auf Weizen« empfiehlt der deutsche Orthomolekularmediziner Dr. Michael Spitzbart, wenn man sein Golfspiel verbessern will. Damit füllt man seine Speicher mit *Tryptophan* auf und bügelt Formtiefs aus. Gleich drei *Hormone* werden bei dieser Mahlzeit gebildet: *Noradrenalin*, das uns wach und angriffslustig macht, *ACTH*, das die Kommunikation zwischen den Gehirnzellen beschleunigt, und *Betaendorphin*, das für gute Laune sorgt und Stimmungsschwankungen ausgleicht. Lauter gute Dinge, nicht nur für ein erfolgreiches Golfspiel, sondern auch am Arbeitsplatz, während stressiger Sitzungen oder wenn man eine anstrengende Familie zu betreuen hat.

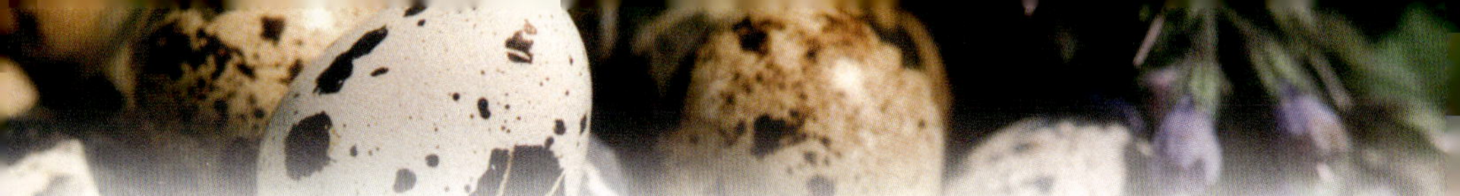

Wachtelei in der chinesischen Medizin

Wir im Westen haben gelernt, unsere Nahrungs- und Heilmittel zu analysieren. Wir orientieren uns an Details wie dem Reichtum an Vitaminen und Mineralstoffen, am Eiweiß- oder Fettgehalt, an einzelnen Inhaltsstoffen, die körpergerecht sein müssen. Wir bemühen uns zwar um Gleichgewicht, denken dabei aber an quantitative Werte oder Einteilungen wie »gesund« oder »ungesund«.

Chinesisches Denken und damit auch die chinesische Medizin geht einen gänzlich anderen Weg. Das oberste Prinzip ist Mutter Erde, dem sich der Mensch einzuordnen hat. Die Natur gibt uns Mittel zum Leben (Lebensmittel) und führt den Menschen zur Harmonie. Bei den Chinesen ist die Ernährung der Anfang der Heilung und das Ende der Krankheit.

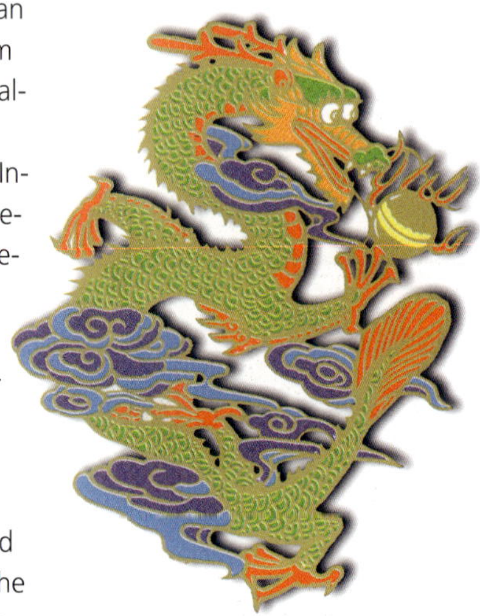

Die Wachtel tonisiert das Qi des *mittleren Erwärmers* und hat die Geschmacksrichtung *süß*.

Der Erwärmer hat die Aufgabe, das Qi (die Lebenskraft) im Körper zu bewegen und die Wege zu öffnen, damit diese Lebenskraft frei fließen kann. Der Erwärmer ist kein eigentliches Organ, sondern das Subtile im Körper, das als Funktion auf drei Ebenen wirkt.

Die Wachtel wirkt auf der mittleren Ebene (dem mittleren Erwärmer). Nach chinesischer Lehre beeinflusst sie den Magen, die Milz, die Bauspeicheldrüse und den oberen Teil des Dünndarms. Hier wird die Nahrung aufgenommen und durch die Verdauungssäfte fermentiert. Die Nahrungsessenzen werden dann in Qi (Lebensenergie) und Blut oder in Yin- und Yang-Anteile gewandelt. Die Yin-Energie fließt im Inneren als nährende Energie, die

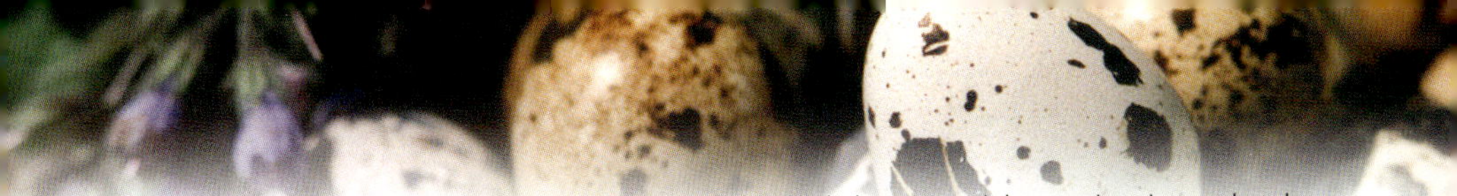

Yang-Energie fließt unter der Hautoberfläche als Schutzenergie.
Die Einteilung der Nahrungsmittel nach ihrer Geschmacksrichtung und mit ihrer Auswirkung auf die Bewegung der Energie (Qi) ist ein uraltes und faszinierendes Prinzip.
Wachtelei und Wachtelfleisch haben die Geschmacksrichtung *süß*. Das Süße (nicht zu verwechseln mit unseren »Süßigkeiten«) tonisiert die Milz. Süß harmonisiert und wirkt energieaufbauend. Süß gehört dem Element Erde an und kontrolliert die Funktion des Wassers, also der Niere und der Blase.
Wachtelei wird von chinesischen Ärzten als Essenzmedizin gegeben, die hilft, Lebenskraft aufzubauen, wenn zu wenig vorhanden ist. Es ist ein »Qi-Tonikum«.
Chinesische und westliche Medizin sind unterschiedlich und nicht miteinander zu vergleichen. Trotzdem ist auf den ersten Blick erkennbar, dass sich die Anwendungsgebiete ähneln. Allergien werden auch in China mit Wachteleiern behandelt. Seit TCM (traditionelle chinesische Medizin) auch in Österreich angeboten wird, hat sich der Verkauf von Wachteleiern vervielfacht (Auskunft eines Standlers am Wiener Naschmarkt).

Persönlicher Bericht

Koni H. aus Illgau in der Schweiz schreibt von seinem Leidensweg als Allergiker im Internet: »Mein Hausarzt riet mir, eine Diät nach Werthman zu machen, keine Hühnereier und kein Fleisch mehr zu essen. Auf Fleisch zu verzichten ging ja noch, aber keine Eierspeisen mehr zu genießen war hart für mich. Eier sind ja auch in Teigwaren, Saucen, Fertiggerichten und Desserts vorhanden. All jene, die aufgrund von Allergien oder wegen des Cholesterins bei Hühnereiern vorsichtig sein müssen, möchte ich auf einen Ersatz aufmerksam machen. Seit einem Jahr verwende ich für mich nur mehr Wachteleier. Meine Allergie ist weg. Wachteleier esse ich wie Hühnereier. Spätzleteig mache ich mit 8 Wachteleiern, Majonäse mit dem Eigelb von 2 Wachteleiern. Den Nüsslisalat mische ich mit Wachteleiern. Die Rösti mache ich mit Wachtel-Spiegeleiern. Ebenso kann man Wachteleier zum Backen oder für Desserts verwenden.«

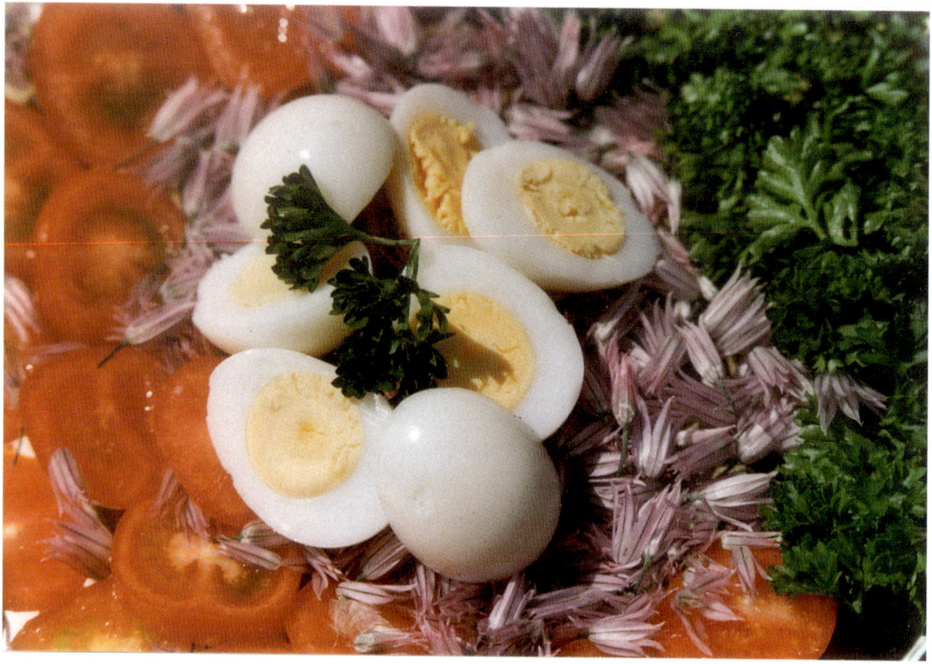

Wachteln in der Küche

Fleisch von Wachteln ist zart und aromatisch. Es ist fettarm und eignet sich für alle Zubereitungen, die auch mit Huhn möglich sind. Klassische Beigaben zu gebratenen Wachteln sind Trauben, Feigen, aber auch alle grünen Gemüse und Karotten. Man rechnet mit 2 Wachteln/Person.

Grundzubereitung:

- Küchenfertige Wachteln salzen und pfeffern, mit Speckscheiben umwickeln. Etwa 15 bis 20 Minuten im Rohr braten. Den Bratensatz mit Rot- oder Weißwein ablöschen.

Wachteln, ägyptisch:

- Wachteln auf Tomatenreis mit Parmesan gemischt servieren.

Wachteln, französisch:

- Wachteln werden mit Speck und dann zusätzlich mit abgetropften Weinblättern umwickelt und gebraten.
  Der Bratenfond wird mit Cognac losgekocht, eventuell etwas Hühnerbrühe zugießen. Mit frischer Kresse und Kroketten servieren.

Gefüllte Wachteln:

- Wachteln mit einer Fülle aus Hühnerleber, 1 kleinen Zwiebel, 1 Ei und Semmelbröseln füllen. Dann rundherum anbraten.
  In einem Topf etwas Zwiebel und ca. ¼ kg Champignons in Öl anbraten, Wachteln dazugeben, mit etwas Wasser ca. 20 Minuten schmoren lassen. Mit Kartoffeln servieren.

Wachteln mit Weintrauben:

- Die Wachteln braten und warm stellen. Den Bratensatz mit Weißwein aufgießen, etwa ¼ kg rote oder weiße Weintrauben zugeben und durchkochen lassen. Mit Salat und Kartoffeln servieren.

Wachteln, spanisch:

- Mit Knoblauch würzen. In den Bratenfond einige Knoblauchzehen und Paprikastreifen geben.

Wachteleier können überall dort Verwendung finden, wo man auch das Hühnerei einsetzt. Sie sind Blickfang auf einem kalten Buffet.

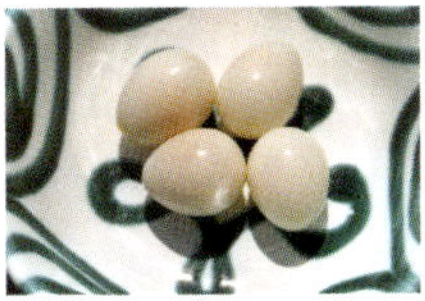

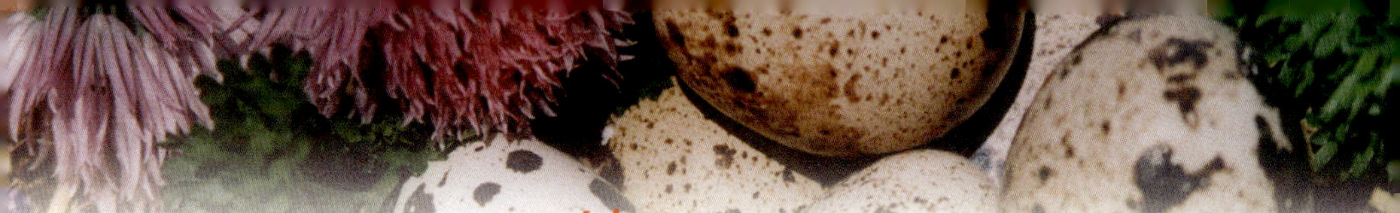

Einkauf und Lagern von Wachteleiern

- Kaufen Sie unbeschädigte Eier. Eier mit Dellen verderben leichter, da Bakterien eindringen. Angeknackste Eier sofort verwenden.
- Die Farbe der Eier ist kein Qualitätsmerkmal.
- Eier nicht waschen, da durch das Waschen die äußere Schutzschicht zerstört wird und das Ei leichter verdirbt.
- Kühlen Sie Ihre Eier. Die ideale Lagertemperatur beträgt 8–10 Grad.
- Der Kühlschrank muss sauber und geruchfrei sein, da Eier über die Schale Aromastoffe aufnehmen.
- Wenn Eier mit einem Mindesthaltbarkeitsdatum versehen sind, sollte man sie höchstens 7 Tage darüber hinaus verwenden.
- Abgelaufene Eier nur gekocht verwenden.
- Speisen und Getränke aus rohen Eiern wie Eier-Shakes, Tiramisu oder Majonäse sind bald zu verwenden und müssen gekühlt werden.

Eier »Wachtelfroh«

- Die speziell gefütterten und persönlich betreuten Wachteln des Herrn Imsirovic legen Eier, die 2 Monate haltbar sind. Der Rohgenuss, so der Züchter, ist bis zu 4 Wochen ab Legedatum ohne weiteres möglich. Er führt dies auf die penible Pflege, aber auch auf den besonderen Speisezettel seiner Wachteln zurück, der nur wertvolle Samen aus biologischem Anbau enthält.
- Nach 4 Wochen sollen auch diese Eier nur mehr gekocht verwendet werden.
- Diese speziellen Eier sind unter dem Namen »Wachtelfroh« erhältlich.
- Wem es nicht möglich ist frische Eier zu bekommen hat die Möglichkeit, auf lyophilierte Produkte zurückzugreifen.
- Das Endprodukt ist eine Kapsel, in der die Inhaltsstoffe weitgehend erhalten sind. Das Ei wird zunächst tiefgefroren, dann werden ihm im Hochvakuum 95 bis 98 % des Wassergehalts entzogen. Man nennt diesen Vorgang Lyophilisation oder Gefriertrocknung.
- Einschlägige Produkte sind bereits am Markt. Es gibt natürlich Qualitätsunterschiede, denn die Kapsel kann immer nur so gut sein wie es das Ausgangsprodukt Wachtelei ist.

Siehe Seite 48

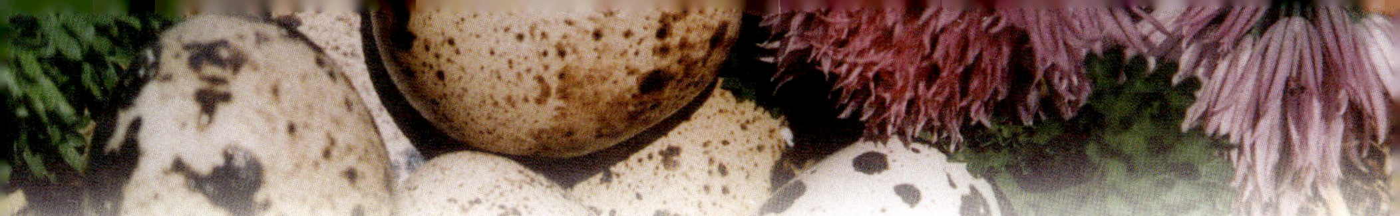

- Eier erst kurz vor dem Verzehr aufschlagen und die Eischalen gleich auf den Biomüll werfen.
- Die Farbe des Dotters sagt nichts über die Qualität des Eis aus. Mehr oder weniger Gelb im Dotter deutet nur auf die vorhandene Pigmentierung, nicht aber auf die Menge der Inhaltsstoffe hin.
- Hart gekochte Eier halten sich im Kühlschrank etwa 1 Woche.
- Eiklar oder Eigelb kann bis zu 4 Tage (verschlossen) im Kühlschrank gelagert werden; man muss allerdings etwas Wasser darüber gießen, um das Austrocknen zu verhindern. Vor Gebrauch Wasser abgießen.
- Gequirlte Eier kann man tieffrieren und etwa 4 Monate lang aufbewahren.
- Küchengeräte, die mit Eiern in Berührung kommen, müssen heiß abgewaschen werden, dasselbe gilt für die Hände.
- Rohes Ei, das auf eine Arbeitsfläche geraten ist, nicht mit einem Küchentuch wegwischen, das nicht sofort gewaschen wird – besser mit Papier reinigen.

Den Frischegrad von Eiern können Sie zu Hause sehr einfach feststellen:

Test 1

Das Ei in eine Schüssel mit kaltem Wasser legen. Bleibt es am Boden liegen, ist es frisch. Nimmt das Ei eine leichte Schräglage ein, liegt es aber noch an einer Stelle am Boden auf, ist es etwa 1 Woche alt. Schwimmt das Ei oben, ist es für den Verzehr bereits zu alt. Der Grund dafür: Je älter ein Ei ist, desto größer ist die Luftkammer, die sich darin gebildet hat, weil Wasser aus dem Eigelb und Eiweiß durch die Eischale verdunstet sind.

Test 2

Das Ei in einen flachen Teller schlagen und genau betrachten. Bei einem frischen Ei präsentiert sich das Eigelb immer hochgewölbt und genau in der Mitte. Das Eiweiß sitzt wie ein Ring daran und umschließt es ganz dicht. Bei älteren Eiern ist das Eigelb flach, das Eiweiß hat bereits eine etwas wässrige Konsistenz und fließt auseinander.

- Ei gerinnt durch Hitzeeinwirkung bei ca. 70 Grad Celsius und bindet dabei die entsprechende Menge Wasser.
- Eidotter färbt Speisen gelb und gibt ihnen ein appetitliches Aussehen.

- Mit Eidotter können Flüssigkeiten sämig gemacht und etwas gebunden werden.
- Eiklar »klärt« Flüssigkeiten; es umschließt schwebende Teilchen, z. B. in einer Suppe, und setzt sich dann an der Oberfläche als Schaum ab.

Eier konservieren

Weil wir jederzeit frische Eier kaufen können, ist die Konservierungsmethode unserer Vorfahren schon fast in Vergessenheit geraten. Sollte man aber einen Vorrat an Wachteleiern nicht sofort verzehren können, gibt es die Möglichkeit, sie für mehrere Monate frisch zu erhalten.

Man gibt in ein 5-l-Glas 1 Hand voll gelöschten Kalk (Baumarkt) und füllt bis zur Hälfte des Glases mit Wasser auf. Nun legt man vorsichtig die einzelnen Eier ein. Es ist unbedingt darauf zu achten, dass das Ei keinen Sprung hat, und es soll auch nicht schwimmen, dies wäre ein Hinweis auf mangelnde Frische. Alte Eier aussondern. Wenn die Eier mit dem Kalkwasser bedeckt sind, mit reinem Wasser auffüllen. Die Eier sind mehrere Monate zu verwenden, allerdings nicht für den Rohgenuss geeignet.

Eier für Babys

Babys sollen im ersten Lebensjahr kein Eiklar bekommen, weil es bei manchen Menschen allergische Reaktionen auslöst. Eigelb dagegen wird aufgrund der leichten Verdaulichkeit und des hohen Nährstoffgehalts schon für die Säuglingsernährung ab dem 6. Monat empfohlen.

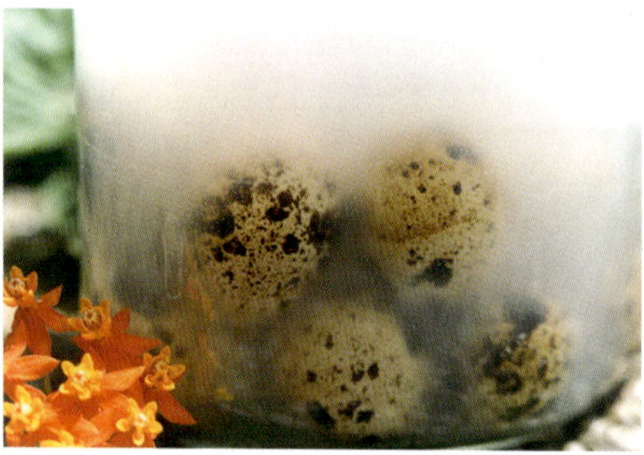

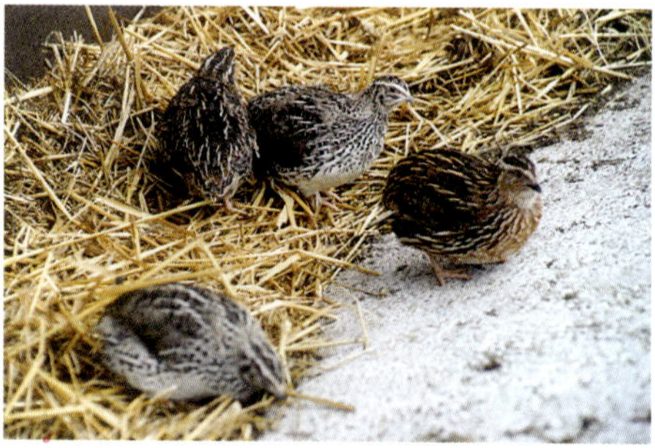

Einnahmeempfehlungen

Wachteleier für Therapiezwecke sollen immer roh genossen werden. Das mag vielen Menschen (komischerweise vor allem Städtern) beim ersten Hören nicht angenehm erscheinen. Es ist aber völlig unproblematisch.
Die Einnahme sollte auf nüchternen Magen, also jeweils vor dem Essen, erfolgen.

Rezept

Rohe Eier aufschlagen und mit der Gabel oder dem Schneebesen verquirlen.
Man kann sie mit etwas Milch vermischen, aber auch mit einem beliebigen Fruchtsaft.
Sehr gut schmecken Wachteleier mit normalem Orangensaft oder Molke, dazu noch eine Prise echter Vanillezucker.
Wachteleier harmonieren hervorragend mit frischem Zitronensaft.
Jeder wird seine persönliche Lieblingsmischung sehr schnell herausfinden.

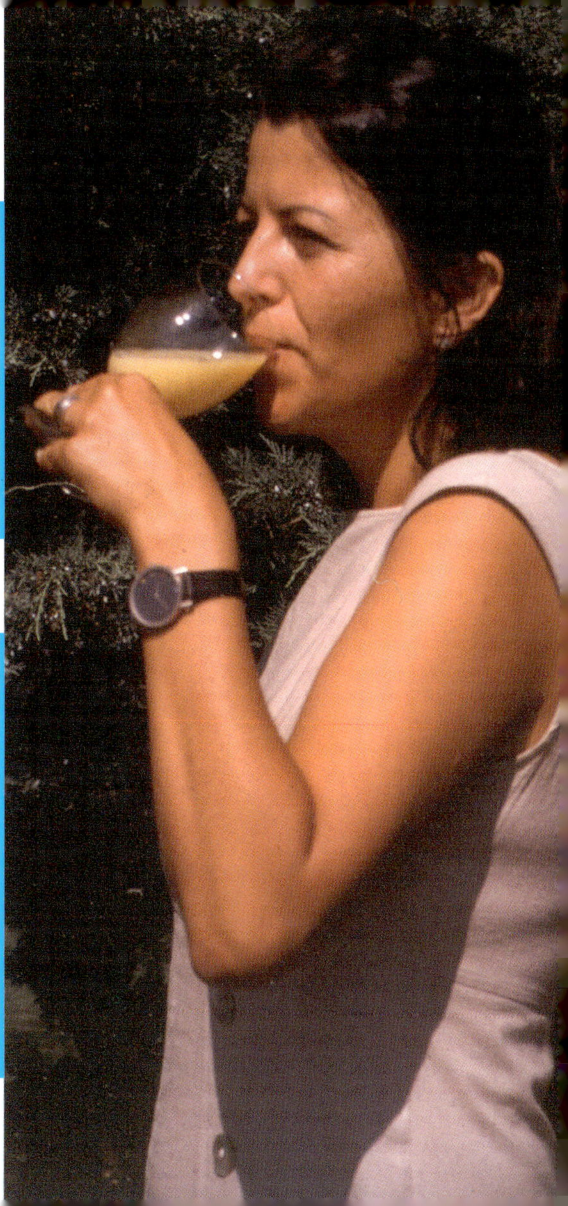

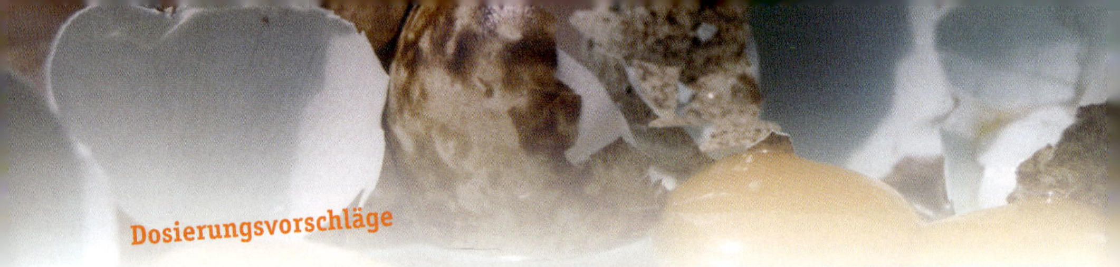

Dosierungsvorschläge

Allergien und Neurodermitis:	3-mal täglich 5 Eier, 2 Monate lang, dann 1-mal täglich 5 Eier, zusätzlich Kräuter
Anämie:	3-mal täglich 5 Eier, 2 Monate lang, dann 1-mal täglich 5 Eier
Asthma: für Erwachsene über 20 Jahren	 3-mal täglich 5 Eier
für Menschen von 10 bis 20 Jahren	2-mal täglich 5 Eier
für Kinder von 5 bis 10 Jahren	2-mal täglich 4 Eier
für Kinder von 2 bis 5 Jahren	2-mal täglich 3 Eier
	mindestens 6 Monate lang einnehmen, täglich ¼ bis ½ Orange essen
Augenkrankheiten, entzündliche:	3-mal täglich 5 Eier, 2 Wochen lang, zusätzlich Kräuter
Bluthoch- und -unterdruck:	2-mal täglich 5 Eier, zusätzlich Kräuter
Diabetes:	3-mal täglich 5 Eier, für unbegrenzte Zeit, zusätzlich Kräuter
Entzündungen:	3-mal täglich 5 Eier, 2 Wochen lang, dann 1-mal täglich 5 Eier
Falten und Hautstraffung:	2-mal täglich 5 Eier, 2 Monate lang
Gelbsucht:	3-mal täglich 5 Eier, 2 Monate lang, dann 1-mal täglich 5 Eier
Herz-Kreislauf-Erkrankungen:	3-mal täglich 5 Eier, 2 Monate lang, dann 1-mal täglich 5 Eier
Kinderkrankheiten:	3-mal täglich 4 Eier , 2 Wochen lang
Krampfadern und Hämorrhoiden:	3-mal täglich 5 Eier, 3 Monate lang, dann 1-mal täglich 5 Eier , zusätzlich Kräuter

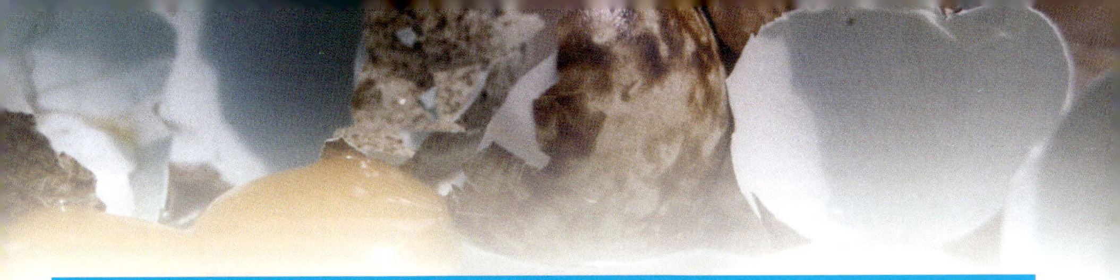

Krebs: 2 Monate vor der Operation	3-mal täglich 5 Eier, mit Zitronensaft
nach der Operation	3-mal täglich 5 Eier, mit Zitronensaft, 2 Monate lang, dann 1-mal täglich 5 Eier, mit Zitronensaft, frisch trinken
Magen-Darm-Erkrankungen:	3-mal täglich 5 Eier, 2 Monate lang, dann 1-mal täglich 5 Eier
Migräne:	3-mal täglich 5 Eier, 3 Monate lang, dann 1-mal täglich 5 Eier
Multiple Sklerose:	3-mal täglich 5 Eier, 3 Monate lang, dann 1-mal täglich 5 Eier, zusätzlich Wachtelfleisch
Nierensteine:	3-mal täglich 5 Eier, im Saft einer ganzen Zitrone, jeweils 24 Stunden stehen lassen und dann erst trinken
Osteoporose:	3-mal täglich 5 Eier, 3 Monate lang, zusätzlich Wachtelfleisch
Pilzerkrankungen (innen und außen):	3-mal täglich 5 Eier, 1 Monat lang, zusätzlich Kräuter
Prostataerkrankungen:	3-mal täglich 5 Eier, 4 Monate lang, dann 2-mal täglich 5 Eier
Psoriasis:	3-mal täglich 5 Eier, 2 Monate lang, dann 1-mal täglich 5 Eier, zusätzlich Kräuter
Rückenleiden:	3-mal täglich 5 Eier, 2 Monate lang, zusätzlich Wachtelfleisch
Schwangerschaft:	2-mal täglich 5 Eier
Sexuelle Probleme:	3-mal täglich 5 Eier, 2 Monate lang

Dieses Buch wurde sorgfältig erarbeitet, dennoch erfolgen die Angaben ohne Gewähr und sollen nicht als Mittel der Diagnose oder Behandlung einer Krankheit verstanden werden. Wenn Sie sich bei einer Beschwerde nicht sicher sind oder unklare Begleitumstände auftreten, sollte umgehend ärztlicher Rat eingeholt werden. Für eventuelle Nachteile, die aus den praktischen Hinweisen im Buch resultieren, können weder Autor noch Verlag eine Haftung übernehmen. Jeder Leser muss in Eigenverantwortung entscheiden, ob er die beschriebenen Naturheilverfahren und Gesundheitstipps anwenden möchte.

ISBN 3-902134-18-6

Umschlagfotos: Wolf Ruzicka, Reinhold Prinz
Fotos Innenteil: Siegrid Hirsch, Reinhold Prinz, Wolf Ruzicka
Layout: Wolf Ruzicka
Lektorat: Johann Schnellinger, Textservice, Linz

Internet: www.freya.at
E-Mail: office@freya.at